限糖的真谛

拯救糖尿病患者的颠覆性"和缓限糖饮食法"

原著　山田　悟
主译　柳红芳　王春燕

辽宁科学技术出版社
LIAONING SCIENCE AND TECHNOLOGY PUBLISHING HOUSE
株式会社幻冬舍

图书在版编目（CIP）数据

限糖的真谛 ／（日）山田悟，原著；柳红芳，王春燕主译．—沈阳：辽宁科学技术出版社，2018.7
ISBN 978-7-5591-0869-2

Ⅰ.①限… Ⅱ.①山… ②柳… ③王… Ⅲ.①糖尿病—食物疗法 Ⅳ.①R247.1

中国版本图书馆CIP数据核字(2018)第163639号

出版发行：辽宁科学技术出版社
　　　　　北京拂石医典图书有限公司
地　　址：北京海淀区车公庄西路华通大厦 B 座 15 层
联系电话：010-57262361/024-23284376
E-mail：fushimedbook@163.com
印 刷 者：三河市双峰印刷装订有限公司
经 销 者：各地新华书店

幅面尺寸：140mm×203mm
字　　数：93 千字　　　印　　张：4.5
出版时间：2018 年 8 月第 1 版　印刷时间：2019 年 1 月第 2 次印刷

策划编辑：阮　航
责任编辑：李俊卿　　　　　责任校对：梁晓洁
封面设计：潇　潇　　　　　封面制作：潇　潇
版式设计：天地鹏博　　　　责任印制：丁　艾

如有质量问题，请速与印务部联系　联系电话：010-57262361

定　　价：38.00 元

　　我与山田悟医生初次见面，是在距今大约两年前的2016年秋天，我去参加由日本大型连锁便利店罗森所主办的山田先生的演讲会。在那之前，我也曾接触过"限糖"的概念，也听说过山田医生的名字，但坦率地讲，我当时并没有把"限糖饮食"太放在心上。因为对于我这个长年工作在医疗健康领域的人来讲，限糖的那些"可以吃到饱为止，即使摄入油脂也能控制住血糖，也不会发胖"的理论与我本人的"常识"之间存在着太大的差距。但是，随着山田医生深入浅出的演讲，听着他那极富逻辑的讲话内容，看着他所引用的为数众多的科学证据、研究论文，我真的感到越来越惊讶了。

　　由于工作关系，我的各种交际应酬频繁，每晚的宴会几乎不断，我对自己的血糖、体脂异常及早晚会患上糖尿病一直深感不安，但毫无办法，只能将其当作"一种职业病"，听之任之了。

　　听了山田先生的演讲后，我的内心又重新燃起了一线希望。于是，我认真拜读了先生所写的《限糖的真谛》一书，开始尝试在日常生活中实践"Low-Carbo"饮食法，而其他的生活习惯、运动等都保持不变。没想到我的体重竟然下降到了20年前的水平，血糖、甘油三酯全恢复到了正常值。我简直不敢相信这个结果！

这样的事不只发生在我一个人的身上，我向周围的亲朋好友也推荐了"Low-Carbo"饮食法，他们中有很多人只尝试了 3 ～ 4 个月就已经显现出效果了，大家都跟我一样惊叹不已。

我衷心期望能有更多的读者看到山田先生的这本书，并能开始实践"Low-Carbo"饮食法，过上更加健康的生活。

三菱商事株式会社

生活流通本部　本部长

山崎 和

2018年7月

我是一名糖尿病专科医生兼综合内科医生，多年来给许多患有生活习惯病的人士进行过生活习惯方面的指导，也曾有不止一位患者当着我的面掉下过伤心的眼泪。

曾有一位77岁的男性糖尿病患者向我含泪倾诉：全家人一番好意地摆宴给他庆祝寿辰，但顾及到他的身体健康，只让他吃一盘低卡路里的简单配餐，而其他亲属却享用着全套大餐。他心里那叫一个不是滋味。

"我为什么就不能和其他人一样吃大餐呢？"

对于这样的疑问，我当时真是无言以对。

几年后，我在2008年版的《新英格兰医学杂志》（The New England Journal of Medicine；简称NEJM)上看到一篇论文（N Engl J Med,2008,359：229-241），论文的大致内容是这样的：糖尿病人控制血糖的最有效方式是限制糖类的摄入，而不是限制卡路里，如果肚子饿了可以吃些鸡肉。我对此感到很震惊。

还有一位62岁患有高脂血症（血液中的甘油三酯奇高）的女性，每天都在控制含脂肪饮食的摄入，酒一滴也不沾，肉类只吃一点鸡胸肉，多年来连鸡蛋和鱼子都没碰过。但即便如此，她的甘油三酯还是丝毫没有降下来。因此，我对她的饮食内容很是怀疑，她每次来门诊看病时，我都会问她同样的问题："您肯定在不经意间摄入了脂肪，您到底在哪儿吃了什么高脂肪食物啊？"有一天，她终于忍不住流着眼泪委屈地对我说：

"大夫您为什么总不肯相信我呢？"

她这么一问，我也是真不知该说些什么才好。

几年后，我又在2009年版《临床血脂学杂志》（J Clin Lipidol 2009,3：19-32）上看到一篇论文，说人类从饮食中摄取的脂肪量越高，血液中的甘油三酯反而越容易下降。我真是惊呆了。

每一个学科领域都在日新月异地进步与发展着，营养学也是同样。

有时候，十年前属于常识性的理论在十年后就变得不那么理所当然了。

假如过去的我拥有现在的知识，假如过去的我能了解到限制卡路里以外的饮食疗法，假如过去的我知道控制脂肪摄入并不能降低血液中的甘油三酯，我就不会让上述两位患者伤心落泪了。

对那两位患者抹不去的记忆，至今仍刺痛着我的心。

最近来我门诊的很多患者，都是原本在其他医生那里看病，希望得到限糖饮食的指导，却遭到那些医生或营养师的拒绝转而跑到我这里来的。即便在今天，仍有很多医疗从业人员的眼睛只盯在限制卡路里的饮食疗法上不放，我感觉他们仍难以避免地让患者继续流泪。

本次写作《限糖的真谛》这本书，旨在把这十年来营养学方面发生的变化传达给读者，并想详细论述一下和缓的"低碳水化合物饮食（简称：Low-Carbo）"对于代谢综合征（Metabolic Syndrome，内脏脂肪型肥胖外加高血糖、高血压、高血脂中2项以上高的状态）及运动障碍综合征（Locomotive Syndrome）患者是多么的有效，或者说其治疗效果是多么的令人期待。

这是进行赎罪的一本书，我在这里要向那些曾因我的无知而对饮食疗法产生过无尽烦恼的患者们道歉，也衷心希望那些现在还在被过时的饮食疗法折磨着的人们因本书而得到救赎。

目 录
Contents

i

iv

第 1 章
日本人身体发生的异常变化

第 1 部分　代谢多米诺

国民的三大死因皆源于血糖异常

　　当今日本人的三大死因中，排在第一位的是癌症，第二位是心脏病，第三位是肺炎，第四位是脑卒中。这里所说的肺炎绝大多数是由于脑卒中后遗症引发的，所以可以将其与脑卒中归为一类。那么可以认为癌症、心脏病、脑卒中是日本人因病致死的三大主要疾患。

　　2013 年，日本糖尿病学会和日本癌症学会共同组成了联合委员会，就糖尿病与心脏病之间的因果关系发表了一份报告。该报告明确指出，在糖尿病患者中罹患各种癌症的人不在少数。

　　当今社会中，"生活习惯病"这个词汇可以说是无人不知，无人不晓。这种病在过去曾被叫做"成人病"，指的是因饮食、运动、吸烟、饮酒等日常生活习惯所引发或加重的疾病的总称。

　　生活习惯病患者的增加已经成为当今社会的一大课题。老年人需频繁到医院就医，政府需支付高昂的医疗费，其中多半都是由于不良生活习惯所造成的疾病。

　　虽说都叫生活习惯病，但其中占八成以上的是糖尿病、高血压、血脂异常这三大疾病。那么这三种疾病是否毫无关系、各自独立呢？实际情况并非如此。

　　图1是我的母校庆应义塾大学的伊藤裕教授在大约十年前绘制的一幅图，该图显示出生活习惯所引发的各种健康问题。这是一幅 "代谢综合征多米诺" 的概念图。从图中可以看出，不良的生活习惯首先引发肥胖，之后血糖、血压、血脂的异常犹如三胞胎一样接踵而至。这个阶段，在医学上被称之为 "代谢综合征"。

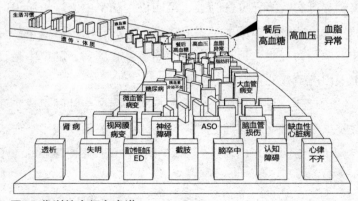

图1　代谢综合征多米诺
日本临床　61：1837（2003）应庆义塾大学　伊藤裕教授制作

　　病情再往下发展的话，糖尿病就出现了。如果进一步恶化，还会引发透析、失明、截肢、脑卒中、认知障碍等各种问题。

代谢多米诺骨牌处于崩溃边缘

"生活习惯"这几个字位于代谢综合征多米诺图的最上游，由此可以看出，饮食过量和运动不足这些日常生活中微不足道的不良习惯，恰恰成为了推倒多米诺骨牌的根本起因。这些因生活习惯而倒下去的多米诺骨牌到了图的中游，已经进入了罹患代谢综合征阶段。事实上，当今社会中很多日本人都在受此困扰。

从人数上看，血压异常者有4000万人，血糖异常者有2000万人，血脂异常者有1400万人。我是一名糖尿病专科医生，如果只看糖尿病人的话，大约6个日本人中就有1人血糖异常，如果范围再缩小到40岁以上的话，大约能占到三分之一的比例。

这真是一个惊人的数字！而糖尿病人的增加并不仅仅是日本一个国家的问题。2006年联合国通过了消灭糖尿病的决议。此时出现了一个叫做"Unite for Diabetes"的合成词，其意为"面对糖尿病，如果大家不团结一致去对付它，世界将被其毁灭！"糖尿病患者的不断增加，已经成为全世界所有国家要共同面对的一个课题。

生死攸关的代谢多米诺骨牌

糖尿病与癌症的相关性非常强。可以看出，在始于不良生活习惯的代谢多米诺骨牌的最下游连接着许多能危及到人类生命的重大疾病。

如何不让这个多米诺骨牌倒下去，对于全体日本人来讲，是一个应该上升到国家高度来考虑的紧要课题。

如果想用一句话来概括糖尿病，可以这样解释：即随着体内胰岛素的作用变差，血液中葡萄糖的含量即血糖值变得奇高的一种疾病。正常人的空腹血糖值约<5.6mmol/L，餐后血糖值应保持在7.8mmol/L以下（译者注：日本医生习惯使用mg/dl作为常用的血糖值单位，译者将书中的日本血糖值除以18后约等于中国常用的血糖值）。

如果你的空腹血糖值在7mmol/L以上，而餐后血糖值在11.1mmol/L以上，将被诊断为患有糖尿病。

糖尿病大体被分为三类：由于某些原因导致胰岛素完全不分泌而产生的1型糖尿病；因不良生活习惯而引发的2型糖尿病；伴有基因缺陷的特殊类型糖尿病。无论哪一种，其共同点都是胰岛细胞被破坏，分泌胰岛素的量不够用，或者完全枯竭了。

糖尿病所引发的疾病

糖尿病真正可怕的地方其实并不是这种疾病本身，而是因此所产生的一系列并发症。

糖尿病通常会引起三大并发症：因毛细血管损伤所造成的肾病、眼疾及神经功能障碍。如代谢多米诺图最下游所示的那样，由肾病导致人工透析，由视网膜疾病导致失明，由神经功能障碍导致直立性低血压或尿失禁。这些都是糖尿病给人带来的恶果。

与这三大并发症有着同样高患病风险的疾病是动脉硬化。如果从糖尿病发展为动脉硬化，就会出现冠状动脉病引起的心脏病、脑卒中等心脑血管疾病，甚至脚部也会受到牵连。

动脉硬化与癌症

脚是离心脏最远的人体器官，所以是最容易受到动脉硬化影响的部位。当动脉硬化扩散至全身时，大腿和骨盆一带的血管会出现堵塞现象，脚尖的血流会变差。通常，距离心脏很近的手不会发生血管堵塞的动脉硬化现象，即使有动脉硬化发生，其症状也不会严重到哪里去。可是，距离心脏远的脚一旦发生动脉硬化，血管分成三叉的前端部分会堵塞，整个脚的血液流不过去，就会出现明显的症状。最严重的甚至会导致截肢。

高血糖还会提高罹患癌症的风险。糖尿病患者比正常人群大肠癌、肝癌、胰腺癌等疾病的发病率要高1.8～1.9倍。此外，患子宫癌、乳腺癌的风险也比正常人高。

癌细胞唯一的能量来源就是葡萄糖！可想而知，如果人体处于高血糖状态，癌细胞是更容易吸收到能量而增生繁殖的。

⊙ 真正可怕的是餐后高血糖

为什么每6个日本人就有1个血糖异常者？40岁以上人群中每3个人中就有1名属于糖尿病潜在人群呢？

实际上，在事态发展到极其严重的地步之前，人是不会觉察到自己血糖异常的。

血糖异常最先反映在餐后高血糖，而餐后血糖异常的人，只有发展到临近得糖尿病的最后关头，才能查出空腹血糖也异常了。因此，只测空腹血糖值的普通体检是很难发现早期糖尿病的。

请再看一次代谢综合征多米诺图，代谢综合征中所说的血糖异常指的是"餐后高血糖"，真正可怕的是餐后高血糖。

第2部分　糖类与人类

⊙ 到底什么是糖类？

食物中含有各类营养素，但最终给人类提供活动所需能量的只有碳水化合物、脂肪、蛋白质这三类，它们被统称为"三大营养素"。

其中的碳水化合物，又可分为糖类和食物纤维。每1克可以给人类带来4千卡以上能量的是糖类，而不能给人带来能量的是食物纤维。人们常把碳水化合物和糖类的概念混为一谈，这两者被误用的例子比比皆是。其实糖类和食物纤维加在一起才是所谓的碳水化合物。

也有一个特殊的例外，有一种东西构造和糖类一样，但人体却并不能把它当作能量来使用，那就是所谓的低糖甜味剂。根据消费者厅的现行制度，含有低糖甜味剂的食品也必须标注为"含糖"或"含碳水化合物"，所以可以见到世面上出售的诸如咖喱之类的食品上标注着热量为0卡路里，而含糖类4克。稍有知识的消费者都会琢磨，既然含糖类4克，那热量应该是16千卡以上呀，怎么会是零呢？可如果使用的是低糖甜味剂，就真可能会出现含糖类4克而热量是零的现象，我想这个矛盾早晚应该会被消除的。

糖类与人的关系

考虑到进入农耕社会之后人口大量增加的事实，可以认为对于生物来讲，糖类是效率最高的一种热量来源。米饭、面包、面条等由农作物制作的食品，即所谓的主食中含有的糖类最多。

这些糖类进入人体后，基本上转化为葡萄糖。葡萄糖属于单糖的一种，是为包括人类在内的所有动物的活动提供能量来源的物质之一。在社会文明高度发达以前，人类每日的活动量很大，身体需要大量的热能，那时，人们很自然地选择富含糖类的食品作为主食。

顺便说一下，降低人体血糖的激素只有胰岛素一种，而提升血糖的激素却有糖皮质激素（Glucocorticoid）、生长激素、类固醇激素(Steroidhormone)、儿茶酚胺(Catecholamines)及甲状腺激素等许多种。

从人类的身体结构中拥有如此多提升血糖的激素这一点不难看出,长时间与饥饿做斗争的人类的身体已经进化为一种即使在饥饿状态下血糖也不至于降得太低,始终能把血糖保持在一定水平上的构造。

过去的人,摄入体内的糖类往往在一天的活动中被消耗殆尽,从而保持着一种良好的平衡;但随着文明程度的提高,人的活动量大大降低,生活在现代化社会中的人不再需要那么多的热量,于是人体中的糖类就堆积过剩了。

❯ 糖类与糖

广义的糖类可分为多糖、低聚糖、二糖、单糖和糖醇五种(图2)。其中的糖醇,因其结构与酒精一样,十分特殊,所以可以认为是另一种物质。

单糖,如葡萄糖或果糖,是独立存在的。二糖,也叫双糖,就是所谓的砂糖、蔗糖、麦芽糖等,是由两个单糖结合在一起的物质。低聚糖是10个左右单糖结合的产物。当进一步结合至几百甚至几万个以上的长链条时,就形成了多糖。由植物构成的多糖是淀粉,而由动物构成的多糖是肝糖(或称糖原)。淀粉是多糖的代表性物质。

狭义的糖,是指二糖和单糖的总称。由于二糖和单糖都是甜的,所以一提到"糖"这个词,人们往往首先联想到二糖和单糖这样的简单糖。

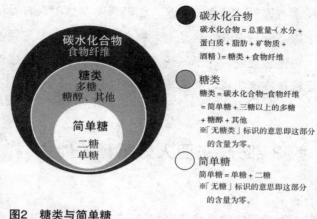

图2 糖类与简单糖

（参考：朝日啤酒官网）

> ### 即使不甜也会糖类过剩

搞清楚"糖类"和"糖"的定义后，就可以理解"即使不含糖，也可能导致糖类过剩"的语义了。并不是"只要控制吃甜食，就能达到控糖的效果"。就拿米饼这种休闲食品来说，虽然它并不甜，但由于富含淀粉，也是属于高糖类食品。如果认真咀嚼这些不甜的食品，就会慢慢产生甜味，这是因为通过咀嚼，唾液中一种叫做淀粉酶的消化酶将淀粉逐渐转换成了单糖、二糖、低聚糖的缘故。

糖类含量高的食品有米饭（大米）、面包、面条（主要是小麦粉制的）、薯类、南瓜、大豆以外的豆类、点心、水果等。反之，糖类含量少的食物有肉、鱼、大豆制品、（薯类和南瓜以外的）蔬菜、坚果等。

经常有人说"荞麦、玄米、山药等对身体健康有益！"实际上这是一种误解，这些食品糖类含量很高，一定要多加留意。马铃薯淀粉、味淋（译者注：类似于中国的烹饪用黄酒）、蜂蜜等调味料中的糖类含量也很高。

第 3 部分 东亚人分解糖的能力弱

❯ 只能靠调整饮食结构来对抗

日常较为多见的是2型糖尿病患者，这种糖尿病基本上是由生活习惯引发的。当今，每6个日本人中就有1个血糖异常者，每3个40岁以上人中就有1名糖尿病潜在患者。

五十年前的日本，2型糖尿病的患者数目比现在少得多。由此可以看出，这并不是体质问题，而是受到了生活环境，特别是饮食和运动的影响。

谁都知道经常运动身体好，问题是想有五十年前的人那样的活动量是不现实的。生活在现代社会的人对10分钟的工作时间都珍惜的不得了，让他们每天为了运动而走路去车站，或者提前一站下车多走一走，无论从现实性上还是精神上都不那么容易做到。

于是，剩下的只有唯一一个选项了，那就是通过饮食结构来与糖尿病做斗争。

分泌胰岛素能力低的日本人

欧美人分泌胰岛素的能力强，只要不过于肥胖，就不会得糖尿病。只要不过胖，怎么吃，都会因为体内有足量的胰岛素，血糖不那么容易上升。胖的话风险高、不胖的话风险低，就这么容易判别。

而日本人本身分泌胰岛素的能力低，有很多人还没到身体发胖的程度血糖就已经高了。事实上，日本2型糖尿病人群中有一半以上并不是胖人，所以千万别以为自己瘦就没问题！

研究表明，不光是日本人，总体来讲，东亚人比欧美人分泌胰岛素的能力要低。

为什么会得糖尿病?

咱们再整理一下思路，人为什么会患糖尿病呢?

首先，父母中有糖尿病人的，会带有天生的遗传基因，容易患糖尿病。

其次，平时总是过度摄入高糖类食物的人，更容易患糖尿病。例如，每天的午餐是从便利店买两个饭团，再来一瓶蔬菜汁，外加运动量少，餐后血糖值会轻而易举地升到11.1mmol/L以上。血糖值的上限越高，越会给身体的各种细胞带来负担，胰岛素就越来越难以分泌了。其结果，血糖值更容易升高，身体陷入恶性循环，糖尿病随之产生了。

第三个因素是年龄。很遗憾，随着年龄的增长，胰岛素的分泌能力肯定是会越来越弱的。

❯ 吃什么好呢?

作为2型糖尿病的治疗性饮食，目前最新的理论有两种：一种曾发表于2014年《柳叶刀》医学杂志上的一个专集上 [1]，另外一种是美国糖尿病学会2013年的指导性纲领所认同的饮食法 [2]。两者共同推荐了四种健康饮食法：地中海饮食、DASH饮食（Dietary Approaches to stop Hypertension，原本为预防高血压的饮食法）、素食和限糖饮食。

所谓地中海饮食，是增加蔬菜、水果、低脂乳制品、鱼、大豆制品、海藻，减少肉类和高胆固醇食品的一种饮食法。另外，此方法还建议多食用橄榄油及每天饮用两杯葡萄酒。

DASH饮食与上述地中海饮食法大同小异，只是再加上控制盐分摄入的内容。

关于素食法，最近有几篇论文都认为其对糖尿病有治疗效果。但从实际案例来看，几乎清一色是胖人成为素食主义者，只吃蔬菜，自然而然地限制了热量的摄取，达到了减肥效果，人变瘦了，随之与糖尿病得到控制联系起来。可人往往不是因为吃了肉才得的糖尿病。

再看看第四种限糖饮食，美国糖尿病学会将其总结为"Low-Carbo, high-fat, diet"，即"低碳水化合物、高脂、减肥"，《柳叶刀》杂志上则将之称为"Moderately

Low-Carbo"，即"适度的低碳水化合物"，其意为中等程度的限糖，正好与我所提倡的接下来将在本书中详细论述的"Low-Carbo饮食法"相一致。

控制脂肪的摄入没有意义?

在2013年美国糖尿病学会的指导性纲领中，除上述四种饮食法外，还加入了控制脂肪饮食。在这里说些多余的话，我曾经问过该纲领作者之一的杜克大学 （Duke University）扬希教授一个问题，即"为什么纲领中还将低脂肪饮食这类陈旧的观念留了下来？"扬希教授告诉我："因为旧的权威还在呀！"我不禁惊异于在美国竟然也存在这种向权威低头的事。但到了2014年，《柳叶刀》杂志就已经将该部分内容删掉了。

过去，人们曾相信控制脂肪摄入对糖尿病治疗有效，如今其意义已经消失殆尽。控制脂肪摄入是无效的这一观点，在美国2015年版《食物摄取标准》中也被提及 [3]。关于这一点，我会在第2章中详细阐述。

《柳叶刀》杂志中还推荐了另一种饮食法，叫做"粗食"。但我相信，世上没有人心甘情愿地一辈子只吃粗茶淡饭，所以这一理论可以忽略不计。

妊娠期糖尿病在增加

在这里想和大家谈谈最近一直增多的妊娠期糖尿病。妊娠糖尿病患者增多的原因有两点：一是从2010年起对该病的诊断标准更加严格了，还有一点就是随着少子高龄化趋势的严重，高龄产妇不断增加。那为什么诊断标准更严格了呢？因为最近的研究表明，即使孕妇的血糖异常值大大低于以前一般意义上的异常值，血糖异常导致巨大儿或畸形儿出现的比例仍在增加。

妊娠期间，为了给胎儿输送足够的能量，母亲的身体尽量做到不吸收营养，因此母体中胰岛素的作用就必定和原来不同了。此时如果摄入过量的糖类，必将导致血糖值上升。

关于妊娠糖尿病的治疗，在美国，往往建议孕妇采用和缓的限糖饮食[4]。它的作用是让胎儿和母亲双方都保持适当的体重增加，让包括餐后血糖在内的血糖值保持在几乎正常的范围内，并且让尿和血液中一种叫做酮体的物质均不会上升。

👉 好好的吃，健康的生

在日本，直到现在，限制卡路里仍旧是治疗妊娠糖尿病的主流饮食疗法。但是，限制卡路里是很难保证母体的健康和胎儿的生长，很难抑制餐后血糖上升的。我认为，我们应该像美国那样优先推荐限糖饮食法。

如果对妊娠糖尿病放任自流的话，就很可能生出巨大儿、畸形儿，或者生出将来更容易患糖尿病的婴儿来。

如前所述，身体构造的原因导致很多人怀孕后血糖值都会升高，但只要不是高到被诊断患上糖尿病的界限，一般来讲是没什么问题的。相反，如果明明血糖值在正常范围内，却偏偏要过分警戒，限制自身卡路里的摄入，产下低体重的婴儿，将来这个婴儿出现肥胖和糖尿病的风险也是很高的。所以，孕期保持适度的体重增长，婴儿在出生时体重也在适当的区间，怀孕时母体的血糖值上升得到有效控制，这才是最理想的状态。

第2章
黑白颠倒的营养学激变

第1部分　近十年来完全相反的营养学常识

 能提高血糖的只有糖类

摄入糖类越多，血糖越容易上升。在三大营养素中，蛋白质、脂肪以及碳水化合物中的食物纤维都不具备提升血糖的作用。这些物质反而可以抑制餐后血糖的上升。

图3中的数据就可以证明这一点。该数据是让4组人分别采用4种不同的饮食后测量其餐后180分钟血糖值得出的数据。4种饮食法如下。

S食：只吃主食（白米饭200克，338千卡）

SM食：主食外加主菜（白米饭200克+豆腐+煮鸡蛋，486千卡）

SMF食：主食+主菜+高脂肪食品（白米饭200克+豆腐+煮鸡蛋+蛋黄酱，573千卡）

SMFV食：主食+主菜+脂肪食品+蔬菜（白米饭200克+豆腐+煮鸡蛋+蛋黄酱+菠菜和西兰花，604千卡）

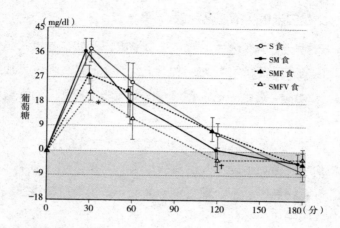

● 四种饮食方式的概念

方式名称	内容	菜单
S 食	仅吃主食	白米 200g
SM 食	主食 + 主菜	白米 200g+ 木棉豆腐 + 煮鸡蛋
SMF 食	主食 + 主菜 + 油脂	白米 200g+ 木棉豆腐 + 煮鸡蛋 + 蛋黄酱
SMFV 食	主食 + 主菜 + 油脂 + 蔬菜	白米 200g+ 木棉豆腐 + 煮鸡蛋 + 蛋黄酱 + 菠菜、西兰花

图3　四种饮食餐后血糖值的变化
（Br J Nutr 2014；111：1632-1640）

如图3的结果所示，提升血糖值的只有糖类。而且，在吃同样重量的米饭时，与富含蛋白质、脂肪的主菜及蔬菜一起吃比单吃白米饭餐后血糖上升得要慢。所以说，摄入的卡路里（热量）越多，越能防止血糖上升。不能光吃白米饭，与蛋白质、脂肪和食物纤维一起吃，血糖才会上升得比较平缓。

❯ 比起白米饭，不如吃炒饭

也可以简单地认为，与其吃白米饭，不如吃炒饭或者淋上蛋液的米饭更能抑制血糖的上升。吃200克白米饭另加上富含蛋白质的鸡蛋后的血糖峰值，比光吃200克白米饭会更低一些。

除米饭外吃些豆腐，再洒上蛋黄酱增加些油脂，热量肯定增加了，但血糖的上升反而变缓了。如果再吃些菠菜和西兰花等食物纤维，则血糖更不容易上升。蛋白质、脂肪、食物纤维等糖类以外的所有营养素，都具有抑制因摄入糖类而导致血糖上升的作用。

❯ 碳水化合物最后吃

与其等血糖值升上去了再抑制，不如从最开始就不让它升得太高。如何达到这种理想状态呢？那就要注意吃饭的顺序了！蔬菜没必要最先吃，可以先吃肉类和鱼。最为关键的一点是把含糖多的食物放在最后吃，也就是"Carb-Last"（碳水化合物最后吃）！而且这样安排饮食顺序的话，往往到最后肚子差不多已经快饱了，摄糖量一般会减少的。

❯ 为什么和其他营养素一起吃时血糖不容易上升？

那么，为什么饮食中糖类以外的营养素具有抑制血糖上升的作用呢？实际上该数据结果在20世纪90年代就已经被确认了。但当时对产生这种结果的具体原理并没有弄清楚，所以未能普及，但现在完全搞明白了。

荤菜的主要成分是蛋白质，同时也含有脂肪。人摄入蛋白质后GLP-1的分泌会增加，摄入脂肪后GIP的分泌会增加，这两种都是消化道激素。而GLP-1和GIP都具有促进胰岛素分泌的功能，所以先吃这类菜看血糖值不容易上升。另外，GLP-1和GIP还能抑制肠的蠕动，使人体对糖类的吸收速度变慢，这也对抑制血糖上升起了一定的作用。

再看看食物纤维，它本来就属于人体不易消化吸收的物质，如果与糖类一起吃的话，也具有抑制糖类吸收的作用。

超活跃的食物纤维

人们一直以为食物纤维是不会转化为热量的，但2014年法国的一个研究小组发现，在人的大肠中，由于菌群的作用，食物纤维会变为短链脂肪酸，这是可以抑制血糖上升的物质[5]。

短链脂肪酸包括醋酸（又称乙酸）和丙烯酸等，大肠生成这些物质后会将其运送至肝脏。在运送至肝脏的过程中，人体会向大脑发出一个信号，告诉大脑"醋酸和丙烯酸将要增加了"，大脑会向肝脏发出一个指令，告诉肝脏已经有脂肪进来了，能量够了，肝脏可以停止释放糖了。

也就是说，食物纤维不仅能将人体对糖的吸收速度放缓，还可以通过大脑的指令，给肝脏释放糖的速度踩刹车，从而防止餐后血糖的上升。

食物纤维还有一个特别好的作用：当胰岛素发挥功能

让肌肉和脂肪组织吸收糖时，食物纤维可以给脂肪组织单方面盖上一个盖子，让肌肉优先吸收糖，从而让人不容易变胖[6]。

油是坏东西?

上面提到的几种理论都从不同侧面证实了糖类以外的营养素具有抑制体内血糖上升的作用。所以为了抑制血糖上升，增加蛋白质和油脂的摄入就显得尤为重要了。

可迄今为止，我们所听到的都是"为了健康，尽量控油吧"这样的言论，所以肯定有很多读者对于为了抑制血糖上升要多吃油的观点感到惴惴不安。

但请您放心! 我可以断言，今后再不会有控制油脂摄入的说法了。

图4是两组人群生存率的比较数据，一组是在饮食中摄入大量鱼油的人群，另一组是控制鱼油摄入的人群。

鱼油，用复杂的术语讲，叫做Omega-3（ω-3）。结果显示，充分摄取了ω-3的试验组人员生存率高于没摄入ω-3的小组人员。研究人员对因心血管病致死、猝死、因冠状动脉病致死等各种死因分别进行了调查，结果不论哪一种，均表明充分摄入了ω-3人群的存活率更高。所以，首先可以说，积极地摄入鱼油是没有问题的。

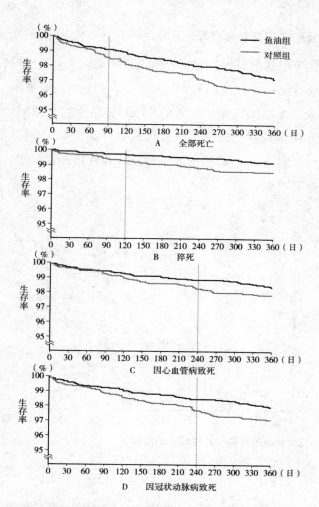

图4 因摄入鱼油导致死亡率及动脉硬化率的下降
(Circulation 2002, 105: 1897—1903)

植物性油脂与死亡率

接下来研究证明的是，被称为Omega-6（ω-6）的一般植物性油脂，以及被称为Omega-9（ω-9）或者单一不饱和脂肪酸的橄榄油等，也是可以充分摄取的。图5是动脉硬化发病率的对比数据，一组每日食用富含ω-6的坚果30克，外加富含ω-9的橄榄油每周1升；而另一组被告知这类油脂都要控制。

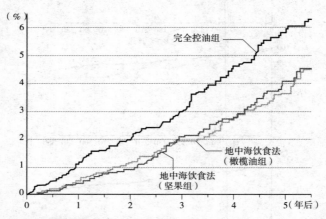

图5　油脂的摄取与动脉硬化的发病
（N Engl J Med 2013，368：1279-1290）

结果显示，充分摄入油脂组成员比未摄入组成员患动脉硬化的比率要低30%。

到目前为止至少可以认为，多吃一些鱼油、植物性油脂、橄榄油对人是有益的。

在做上述实验时，小组成员每日要吃一把坚果，1周要吃掉1升橄榄油，从一般日本人的饮食习惯来看，想吃到这个量的油脂是很困难的一件事。所以现在跟过去正好相反，人们要转为考虑如何才能食用更多的油，如何才能把人体需要的这些油吃进去。

▶ 动物性油脂与健康的关系

接下来人们一定会想了解动物性油脂对人的健康有何影响吧。

图6、图7是最近以动物性油脂这种饱和脂肪酸的摄入量为横轴，以心肌梗死和脑卒中的发病数为纵轴制作出的图表。

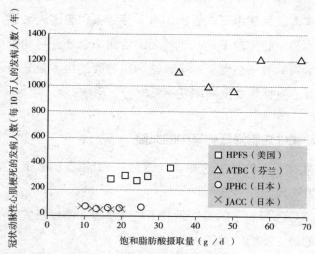

图6　动物性脂肪（饱和脂肪酸）与心肌梗死

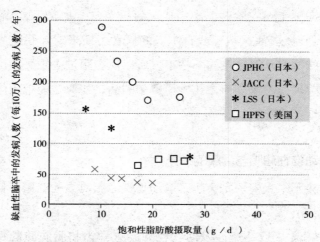

图7　动物性脂肪（饱和脂肪酸）与脑卒中
（Eur Heart J 2013，34： 1225-1232）

　　图6中的△表示的是芬兰人，□代表美国人，○和×代表日本人。从图中可以看出，对于芬兰人和美国人来讲，摄入的饱和脂肪酸越多，心肌梗死的发病率越高。可如果单纯看日本人的数据会发现，不管饱和脂肪酸的摄入量是多还是少，对心肌梗死的发病率几乎没有什么影响。

⟩ 动物性油脂降低脑卒中的风险

　　再看一下脑卒中的图表（图7），饱和脂肪酸摄入的越多，发病风险却越低。

　　符号○所表示的是叫做JPHC的以国立癌症研究中心为核心的研究小组的数据；

　　符号*是叫做LSS的以广岛县和长崎县为核心的研究小

组的数据；

符号×是叫做JACC的以名古屋大学和文部科学省为核心的研究小组的数据；

符号□是美国人的研究数据。

从线条走势上看，日本人都是向右下方倾斜下去。只有符号〇的最后一个是与横轴平行的，其余的脑出血概率图形都是清一色的向右下方倾斜的。

如果单纯看日本人的数据，由三家可以信赖的研究机构各自独立调查的结果表明，吃动物性油脂是可以保护大脑的。

"吃黄油吧！"

美国《时代周刊》2014年6月23日一期的封面上印着很大的标题是"Eat Butter"，意思是"吃黄油吧！"文中写道："科学研究者们给油脂贴上了大敌的标签，为什么他们会出现这种错误呢？"该文章已经断言长期以来人们一直坚信的油脂对人体健康有害的所谓常识性理论实际上是错

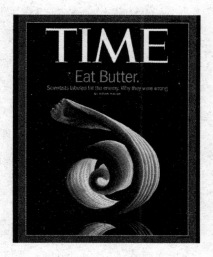

2014年6月23日时代周刊特集：限油脂和糖尿病的关系

误的。

在《时代周刊》的内页，还介绍了关于糖尿病起因的一些最新想法，即为了预防与糖尿病密切相关的动脉硬化，积极摄入诸如黄油之类的油脂类食物对健康是有益的。

美国人因心脏病致死的比率一直居高不下，美国医学界长年以来一直处心积虑地研究如何降低心脏病的发病率。所以，长期以来，人们一直认为油脂是罹患心脏病的元凶之一。这种思潮直至今日仍影响着我们周围的很多人，助长着对油脂的各种误解。

脂肪坏蛋论的历史

在1950年代，美国的安塞尔·凯斯医生（Dr.Ancel Keys）在一项叫做"七国研究"的研究项目中指出，美国人之所以心脏病患者多，是因为油脂摄入量过多[7]。到1970年代该项研究结束的最后期，他断言说过度摄入油脂就是罹患心脏病的关键原因。

受其影响，1977年，美国上议院一位叫做乔治·麦戈文的人发表了一篇论文，主张美国政府应该向全美国国民发出控制油脂摄入量的警告。继而，美国政府正式确立了指导全民为了健康而控油的方针政策。

在这种政策背景下，1984年，《时代周刊》大肆宣传"少吃鸡蛋和黄油吧！这样可以使血液中的胆固醇值下降，可以让美国人少得心脏病！"该杂志出了一份特集，告诉人们只要控制住膳食中的鸡蛋、黄油这类富含胆固醇和油脂的食物，血液中的胆固醇值就会下降，从而可以达到预防由于动脉硬化导致死亡的目的。这种理念并不是《时代周刊》自己创造出来的，而是源自1977年麦戈文论文发表以来业已在世间广泛传播的概念。

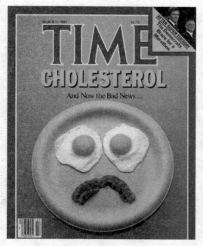

1984年的《时代周刊》，其结果是宣扬了错误的信息

　　但实际上使美国人的膳食结构中的油脂真正降下来，是从1980年代后半期才开始的。由此可见《时代周刊》的影响力有多么的强大。美国人在减少膳食中油脂摄入量的同时，却用增加糖分摄入填补上了这个空缺。于是，肥胖人群激增。

2015年的观念大转换

　　长期以来，大家都相信一种说法，"无论如何，为了健康就得少吃油"这种想法轻易不会被人质疑。但是，21世纪以来的大量数据已经明确显示，即使控制了油脂的摄入，血脂的指标也并不见好转；即使控制了富含胆固醇食物的摄入量，血液中的胆固醇值也并没有下降。所以，

2014年的《时代周刊》又出了一个特集,告诉大家这样控制并没有意义。

到了2015年,相当于日本厚生劳动省的美国政府机关在相隔约40年后修订了《饮食摄取标准》,文中写道:"对于通过饮食摄入的胆固醇不做限制,对于通过饮食摄入的油脂也不做限制。因为控制这两项与预防心脏病和预防肥胖均无联系"[8]。

20世纪美国的《饮食摄取标准》建议大家把油脂的摄取率控制在最高不超过占整体饮食的30%。到2005年这个上限被提高至35%;到了2015年这个上限被废除了。

日本人与脂肪

和美国一样,在日本,人们也曾经普遍认为之所以有这么多人患糖尿病,是因为汽车的普及造成人们运动量的减少,以及油脂摄入的增加所导致的。

然而现实却像图8所示的那样,日本人随着油脂摄入的增加导致的糖尿病患者的增多,只截止于20世纪。进入21世纪后,即使减少油脂的摄入量,糖尿病患者还是一直在增加。

咱们来看看具体数字,1997年的血糖异常患者有1370万人,到了2007年激增至2210万人。从这个图表中我们可以读到的信息是,虽然吃进去的油脂减少了,但血糖异常者的增加反而呈现加速的态势。

如果今后再有医疗工作者对您说:"请控制吃进去的

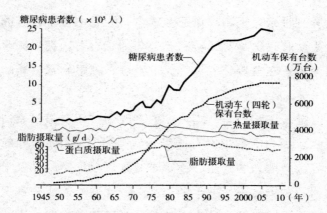

图8　糖尿病患者数与脂肪摄取的关系

20世纪随着脂肪摄入的增加，糖尿病患者数也增加；但到了
21世纪，虽然摄入的脂肪减少，可糖尿病患者数却更多了。

*调查当日持续接受医疗（含调查当日未在医疗机构接受治疗
的患者）的人数系按照下述公式推算的。

总患者数=住院患者数+初次门诊患者数+复诊门诊患者数×
平均诊疗间隔×调整系数

（糖尿病疗养指导大纲2015）

油脂！"您就要问问他"是什么目的"。万一这位要是回答
说："是为了预防动脉硬化"，您就再问问他"有什么根据
可以证明控油可以预防动脉硬化呢？"有些医生可能会因为
不能回答您的问题而恼羞成怒，但由此可见当前正处于营养
学观念大转换的时点上。

蛋白质损伤肾脏？

也许还有人担心控制糖类的摄入，因此吃多了蛋白质，

会给肾脏带来负担和损伤吧？或者，油脂吃多了，真的不会发生动脉硬化吗？确实到2008年为止，美国糖尿病学会的指南中还在宣传"如果想保护肾脏，请限制蛋白质的摄入"[9]。

但是，在2013年，指南的内容改为"不要限制蛋白质的摄入，因为限制也没有任何好处"[10]。如此激烈的变化，导致一些人感到迷惑不解是非常可以理解的。仅十年的时间，关于油脂、关于糖类、关于蛋白质的所有常识性结论都被逐一推翻了，当今的营养学正朝着完全相反的方向发展着。

不管是增加蛋白质的摄入还是减少蛋白质的摄入，对肾功能都没有任何影响。目前遗留的关于脂肪的问题，仅限于脂肪的质而并不是量。鱼油、植物性油、动物性油，到底哪种对人体的健康最好？这尚需继续研究。但对于属于反式脂肪酸的人工合成油，以及属于过氧化脂质的陈旧油脂对人体有害的观点目前已被证实。

今后的营养学

前面讲述了营养学在这十年中各种观念的巨变。有些读者朋友肯定会担心，这十年后才知道过去认为正确的理论其实都是错误的，那再过十年，说不定你现在说正确的又变成错误的了。我在这里可以回答您：这种可能性几乎没有！

在接下来的章节中我会详细论述，在临床医学领域，患病的危险因素与发病之间的因果关系，治疗方法与治疗效果之间的因果关系是需要实验、观察等研究来证明的。证明是需要证据的，而如何获得证据直接影响到结论的可信性。

过去曾经认为正确的营养学理论是通过获取属于"证据等级2"的"观察研究"来证明的，其中存在一定的假想和误解的可能性；但现在认为，正确的营养学理论是通过属于"证据等级1"的"随机对比实验"来获得证据的。其中已经摒弃了过去研究中可能发生的假想和误解。

而且，对于日本人来讲，即使是属于"证据等级2"的长期、大规模的"观察研究"也显示出限制糖类的摄入有利于健康的结论。因此可以说，今后几乎不可能再出现能从根本上推翻当今营养学理论的研究报告了。

第 2 部分　血糖异常引起衰老

与衰老相连的高血糖

吃低糖饮食，可以使餐后血糖上升的幅度变小。这正是限糖饮食法值得推崇的要点所在。

人体处于高血糖状态时，身体中的各种蛋白质上均会附着糖，这叫做"糖化反应"。体内的蛋白质一旦发生糖化现象，就会发生变化，其功能就会降低，人们一直认为糖化反应是引起人体变老的一种现象。

❯ 血糖的上下波动很危险

人体血糖值发生剧烈的上下波动时，会引起氧化应激（Oxidative Stress，也叫氧化压力）。所谓的氧化应激，是由于一系列氧化反应所引起的对人体有害的作用，是与衰老及细胞癌变等密切相关的。

铁生锈是因为氧化，生锈时，铁与氧原子结合在一起。以水为例的话，通常的水是由2个氢原子和1个氧原子组成的H_2O，如果被氧化，再增加1个氧原子，变成H_2O_2，形成过氧化氢（其水溶液俗称双氧水）。过氧化氢会成为使其他物质与氧结合的触媒，会提升氧化的速度。这种现象如果发生在人体细胞中，会引起身体的各种反应，这就是氧化应激。

可以认为，人体的衰老现象就是由于氧化应激使DNA受到了破坏，或者因为糖化时蛋白质受到破坏所致。

❯ 氧化应激导致脑细胞死亡

在一项模拟脑细胞实验中人们得知，给脑细胞施加氧化压力的话，脑细胞会死掉[1]。

图9是一组显微镜照片，显示的是当一个人的血糖值第1天为5mmol/L，第2天为20mmol/L，第3天5mmol/L，第4天20mmol/L这样上下剧烈波动时血管内皮细胞的情况。当血糖为正常值的5mmol/L时，细胞轮廓清晰，呈现出非常

美丽的形态。而当血糖值升至很高的20mmol/L时，细胞渴
望水分，会把水吸入到细胞中来，细胞会发生细胞肿胀，轮
廓也变得非常模糊不清。

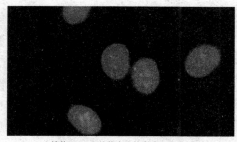

血糖值5mmol/L的状态：轮廓清晰而美丽

**图9　血糖值的变动与血
管内皮细胞的坏死**

当血糖值为5mmol/L
时，轮廓清晰而美丽；
当血糖值为20mmol/
L时，细胞浸润，轮廓
模糊；当血糖值在5～
20mmol/L之间反复升降
时，很多细胞死亡了（发
出白光的部分）

（Am J Physiol
Endocrinol Metab 2001，
281：E924-E930）

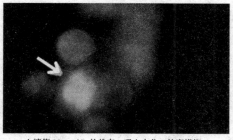

血糖值 20mmol/L 的状态：吸入水分，轮廓模糊

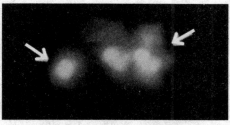

血糖值在5～20mmol/L之间上下波动的状态：
细胞坏死频发（发白光的部分）

而当身体从5~20mmol/L反复升降几次后，会有很多细胞死亡。照片中那些发出白光的部分就是死亡后的细胞。

当然，高血糖自身也会杀死细胞，但血糖值的剧烈升降会提高细胞死亡的概率。比起血糖的激烈升降来，也许血糖一直居高不下的情况还会更好一些。

如果以血糖上下波动的幅度为横轴，以人的认知功能为纵轴，可以得出这样一个结论，血糖的上下波动越大，人的认知功能越低（图10）。血糖值的上下剧烈波动，会引起很多脑细胞死亡，所以认知能力就下降了。

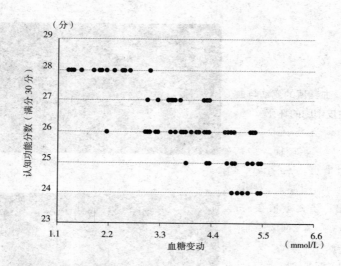

图10　血糖值的变化与认知功能

血糖值变动越大，认知功能的分数越低

(Diabetes Care 2010，33：2169—2174)

❯ 血糖值波动与老年痴呆症

血糖值上下波动的幅度与认知功能呈负相关的关系，应该是一个几乎可以肯定的结论。阿尔茨海默症中最具代表性的认知障碍症患者在发展中国家和贫困国家中的人数也在增加。认知障碍症患者往往以高龄者居多，所以一般往往认为阿尔茨海默症是长寿人口多的发达国家才会有的问题。但目前在贫困国家，很多人在年轻时就患上了认知障碍症，也就是所谓的青年性痴呆患者在逐年增加。医学杂志《柳叶刀》就此发出了警告 [12]。

考虑到如何用最低的成本从食物中获得最多的热量，也就是"热量成本"的话，最便宜而又能确保获得热量的食品应该是油。但没人会抱着油桶大口喝，所以考虑普通食品的话，其次便宜的应该是谷物。可以想象，贫困国家的人会依靠便宜的谷物获得能量，身体因此摄入大量的糖类，导致日常生活中血糖剧烈的升降。其结果就是糖尿病和认知障碍症的患者人数增加。

❯ 餐后高血糖对心脏病、皮肤都带来不良影响

血糖上升造成的恶劣影响，不只停留在细胞层面上，它对血管和心脏也会出现影响。有人曾对三类人的死亡率做过一项研究，一类是只空腹血糖高的人，一类是空腹血糖正常但餐后血糖高，还有一类就是真正的糖尿病人。这里所说的血糖值高，指的是空腹血糖在6.1mmol/L以上，餐后血糖

在7.8mmol/L以上。

因心脏病致死率最高的,是真正的糖尿病人;其次是只餐后血糖高的人,而只空腹血糖高的人的死亡率与餐前、餐后血糖均正常的人几乎无异。这是在山形县舟形町调查的数据[13]。与之相同,在欧洲调查的数据也显示出同样的结果,即各种原因所致死亡率的高低并不在于空腹血糖值,而在于餐后血糖值的影响[14]。

也就是说,餐前、餐后血糖都高的糖尿病人自不必说,即使是空腹血糖正常只餐后血糖高的人,罹患类似心脏病等致命疾病致死亡率上升的风险也很大。

咱们再看看皮肤的荧光性。皮肤无疑也会因高血糖、糖化反应而起变化。所以人体皮肤的老化也是与高血糖相关的。

很多人只看自己的空腹血糖值正常,就以为自己没问题,其实在摄入高糖类饮食后,自己的餐后血糖正蹭蹭地往上蹿呢。我很想让这样的人也能认识到自己身体中的这种糖化反应。

胰岛素的波动及风险

高血糖或者血糖大幅上下波动会对身体健康造成威胁。为了对抗这种威胁,身体制造出一种能抑制血糖上升的激素,这就是本书前面已经多次提及的胰岛素。

人进食后血糖会上升,胰脏会分泌胰岛素,继而使脏器细胞把血糖转化为能量加以利用,或储存起来。

如果在通常情况下胰脏分泌正常量的胰岛素，那没有问题，但当人摄入过量的糖类时，胰脏随之大量分泌相应的胰岛素，其结果是血糖值没怎么上下波动，而是胰岛素分泌过度，甚至还会出现高胰岛素血症。这种高胰岛素血症也是很有问题的。

实际上，科学界怀疑胰岛素本身具有让癌细胞增殖的作用。此外，由于胰岛素的作用会使脂肪细胞壁打开，让热量注入细胞内，所以胰岛素分泌过度的话，即使血糖值能保持正常，人体也会发胖的。

由此可见，高血糖和血糖的上下大幅震荡都有损于身体健康，胰岛素分泌太多也是问题。所以，让身体负担最小的方法就是减少糖类的摄入量，使胰脏分泌身体所需最小限度的胰岛素，尽量保持血糖值的平稳。

❯ 防止胰脏的衰老吧！

在摄入等量糖类的情况下，老年人往往比年轻人的血糖更容易上升。随着年龄的增长，胰脏分泌胰岛素的能力会逐渐衰减。这是人体自然衰老的现象之一，谁都没有办法。

但是，分泌变缓的进程却是因人而异的。越是经常大量食用高糖食物的人，胰岛素分泌的频次越高，越容易给胰脏造成负担，使其较快地受到伤害。另外，越是平时经常进行肌肉锻炼的人，对胰岛素的反应性越好。

在注意每日进行限糖饮食的基础上，加强锻炼，让身体保持一定的肌肉比例，这样血糖不易上升，既能保护胰脏又能起到抗衰老的作用。

血糖波动与生理反应

健康人，特别是比较瘦的女性，在血糖值下降时会发生手抖、恶心的现象。不管是服用磺脲类(SU)降糖药还是注射胰岛素来控制血糖的糖尿病患者，都可能被药物的副作用所害。

这种副作用引发的症状就是胰岛素分泌过度引起的反应性低血糖。人体在摄入大量糖类后，胰脏开始分泌胰岛素，由于大量糖类使血糖升高的速度很快，胰脏也随之加速分泌胰岛素。在胰岛素的作用下，血糖逐渐降到正常值，而此时残留在体内的胰岛素的浓度仍然很高，这反而可能出现把血糖值降得过低的现象。

此时出现的手抖、恶心，是因为身体为了把降得过低的血糖再升上去，正在努力分泌着儿茶酚胺这种激素。即使什么都不做，过一会儿血糖值也会自己升上来，难受的感觉会消失。但如果出现手抖、恶心，还伴有心悸、流汗，或者焦躁感时，最好还是尽快吃点含糖食品，缓解症状为好。

这种反应性低血糖症状的快速消除法，自然是摄入一些糖，让血糖值上升。为了防患于未然，最好还是在平日的饮食中尽量吃些低糖食物，控制糖类的摄入，不要让血糖一下子蹿升得太高。

第 3 部分　关于酮体

◆ 大脑和红细胞都喜欢葡萄糖

在倡导极端限糖饮食法的人中，有一种酮体越多越好的言论，这种言论是否正确呢?

在对酮体进行说明之前，大家首先应该对葡萄糖有一个了解。

葡萄糖是糖的一种，它的化学结构式是$C_6H_{12}O_6$，所有动物都把葡萄糖和脂肪酸作为主要的热量来源。可由于人类的大脑中存在血脑屏障，脂肪酸是进不去的。因此葡萄糖就成为大脑非常喜欢的食物，而且血液中红细胞的唯一能量来源也只有葡萄糖。

在人体长时间不摄取葡萄糖的情况下，大脑和红细胞以外的组织完全不受影响，它们可以将从人体脂肪中剥离出来的脂肪酸作为能量使用。可大脑和红细胞是绝对离不开葡萄糖的。如果人体在更长的时间里仍不摄入葡萄糖，大脑会主动把葡萄糖让给红细胞，转而寻求其他能带来能量的物质。此时，作为大脑能量源的物质就是酮体。

酮体是脂肪酸氧化分解的中间产物 β-羟基丁酸、乙酰乙酸及丙酮三种物质的总称。这也是人体最基本的能量来源。胰岛素有抑制酮体合成的作用，当血液中胰岛素浓度正常时，血液中的酮体浓度会保持在一个较低的水平。只有在人长期处于饥饿状态时，酮体才会出现。

酮体是大脑的营救机构

葡萄糖减少，血液中胰岛素浓度降低，肝脏就会利用脂肪酸制造出酮体。酮体与葡萄糖一样，可以越过血脑屏障，所以脑细胞可以依靠酮体存活下来。也就是说，酮体是人体饥饿时的一个营救机构，类似于一个逃生通道。

总结起来，葡萄糖、脂肪酸是日常生活中人体的能量来源。但细胞各有所好，例如心脏喜欢脂肪酸，大脑和红细胞喜欢葡萄糖，甚至红细胞只依靠葡萄糖存活。所以正常情况下，大脑也靠葡萄糖提供能量，但在一定条件下会主动把葡萄糖让给红细胞，转而利用由肝脏分解脂肪酸制造出的酮体来作为能量来源。

酮症酸中毒

酮体的含量处于一定范围内时，没什么可怕的；但当它的浓度超过一定范围时，可怕的事情就要发生了。

例如，1型糖尿病患者的肝脏在这种情况下会毫无限制地制造酮体，因为其自身根本无法分泌胰岛素，无法对肝脏的这种行为进行抑制。

通常，胰岛素会给脂肪酸的合成踩刹车，从而起到抑制血液中脂肪酸浓度的作用。但一旦没有了胰岛素，脂肪酸就会逐渐增多，肝脏就会不停地制造酮体。

虽说酮体是支撑脑细胞活下去的有用物质，但血液中堆积了太多的酮体时，就会打破整个身体的酸碱平衡，使身体呈现酸性。人体细胞必须在pH 7.4左右才可以存活，如果pH值到了6.9～7.0的程度就相当危险了。患者会出现意识不清等症状，严重的甚至危及生命。

因此，平时经常接触1型糖尿病患者的医生，比较了解酮体的可怕性；反之，平时不怎么接触1型糖尿病患者的医生往往不清楚这方面的恶果，对酮体的可怕性认识不足。

正常情况下，血液中的酮体浓度应该在100μmol/L以下。根据我以往的经验，只要维持在1000μmol/L以下的话问题都不大。一个健康人，如果因为某种原因一直没进食，身体处于一般的饥饿状态时，人体就会利用脂肪酸制作出酮体。那时人体内的酮体含量大约为几百μmol/L。

但如果这个值超过1000μmol/L时，危险就要来了！健康人一般到不了这个浓度， 如果浓度维持在1000μmol/L以下时，人体的肌肉还可以积极地利用酮体，可超过了这个范围，肌肉的利用量并不会增加，这将导致人体内的酮体越积越多，最终引发人体的酮症酸中毒[15]。

酮体能预防衰老？

最近有一本书问世，介绍椰子油可以治疗痴呆症，引起了热议。书中讲述了人体通过摄入椰子油而分泌出酮体，这成为了大脑很好的养分，进而起到了改善阿尔茨海默症的作用。

椰子油中富含中链脂肪酸，中链脂肪酸与其他脂肪酸不同，可直接进入肝脏。其他脂肪酸一般被称为长链脂肪酸，一旦进入淋巴中就被稀释并分散至全身，只有一小部分可进入肝脏。况且如果没有左旋肉碱这种物质，其他脂肪酸无法进入合成酮体的线粒体中去。

再看看中链脂肪酸，它可直接进入肝脏中，不需要左旋肉碱也可以进入到线粒体中，所以即使人体血液中的胰岛素浓度很低，照样可以高效率地合成酮体。因此，富含中链脂肪酸的椰子油就被冠以"可合成更多的酮体，防止脑细胞衰老，进而可预防阿尔茨海默症"的荣誉称号。

当给脑细胞增加负荷时，如果有酮体在其周围保护的话，确实可起到对抗氧化压力的作用[16]。曾有人做过这样的细胞实验，所以说酮体具有防止脑细胞衰老的作用也不为过。

但是，当人体中的胰岛素浓度很充足时，单纯靠摄入椰子油，真的能起到上述效果吗？此结论值得商榷。

椰子油与酮体

实际上，不进行限糖饮食而光靠吃椰子油，人体是无法合成酮体的。当血糖上升，分泌出胰岛素时，人体是无法利用酮体的。

很多人听到富含中链脂肪酸的椰子油可产生酮体，可治疗阿尔茨海默症的消息后，都开始使用椰子油做炒饭，或者使用椰子油做成一种独特风味的咖喱饭，但对于大米这种含糖量极高的食品来讲，即使加入了椰子油，人体也无法合成酮体，这么做是完全没有意义的。

关于椰子油，有一个十分有名的报道，说澳大利亚名模米兰达·可儿（Miranda Kerr）美貌的秘密就在于每天早上食用椰子油。因此，很多年轻女性为了获得美丽容颜开始追捧椰子油，而许多年长者为了预防阿尔茨海默症也热衷于食用椰子油，这造成了椰子油的热销。可大家不妨冷静思考一下，米兰达·可儿的美貌是天生的，在没有限糖饮食的前提下食用椰子油，完全不会出现什么效果。

正常人进食后，身体会分泌出足量的胰岛素，此时，即使加上椰子油，也只是作为普通的油脂进行燃烧。只有唯一一个好处是可以肯定的，比起食用等量的白米饭，吃掺入油脂的米饭更不易使血糖上升，所以吃炒饭比吃大米饭对人更有益处。但此时使用的油脂，不一定非要是椰子油，使用橄榄油或芝麻油都有同样的效果。

❯ 生酮饮食

酮体对于人体而言，其实是一个在非常态下获得营养的助手。但也有一部分人，为了治疗某些疾病，必须有意识地去制造出酮体。那些有意让身体产生出酮体的饮食，我们称为生酮饮食。

对于儿童难治性癫痫，可通过增加血中的酮体，预防癫痫的发作。另外，所谓的葡萄糖转运体GLUTI缺陷症（血脑屏障中葡萄糖运输受阻），即脑中葡萄糖的摄入口损坏了，这也极易引起癫痫，同时也证明了酮体确实是大脑的能量来源。

　　患有这些疾病的患者如果没有酮体，脑细胞的能量源就会不足。这些人可以通过食用产生酮体的食物，让人体高效地制造出酮体来。

　　为达到这一目的，首先应该限制糖类的摄入。限制得越严格，人体产生的酮体越多。可惜这样做能吃的食物范围很窄，会让人失去享受美食的乐趣。

　　想给患有儿童难治性癫痫病的患儿制作出美味的生酮饮食，是一件非常困难的事情。所有患儿一般都不怎么爱吃那些所谓的生酮饮食，很多人都中途放弃了。我相信，很多家中有难治性癫痫病患儿的母亲们，都曾为如何做出美味的生酮饮食而烦恼过。

　　这就需要一种既能尽量保持食物的美味，又能高效产生酮体的制作方法。控制糖类的摄取量后，人体会产生酮体。此时，如果加入中链脂肪酸，就可产生高浓度的酮体。为追求这个效果而使用椰子油不仅非常合理，还已经被制作生酮饮食的实践所证实。

❯ 酮体到底是什么？

　　如果单纯考虑脑细胞这一个因素，酮体确实是对人有益的。而且血液中的酮体浓度增高时，还会随尿液排出，顺便带出一些热量，从而达到减肥的效果，这些都是对人有利的因素。这也是本书后半部分会涉及到的"阿特金斯减肥法"的理论。

　　但是，就因为酮体能改善阿尔茨海默症、对减肥有效果，就得出身体中的酮体制造得越多越好的结论还为时尚早。有许多研究数据显示，酮体在体内增加得太多，血管内皮细胞的功能会下降，还有可能发生前述的酮症酸中毒等生命攸关的危险情况[17]。

　　原则上讲，酮体是一种能量源，原本是应该在人体活动时加以利用的。因此，在我们推荐的低碳水化合物饮食疗法中，我们对酮体的作用暂且持保留意见。我个人的方针是既然通过极端的限糖饮食法强行让身体产生酮体的做法已被证实存在风险，那么我就不会积极地去向我的患者推荐这种做法。

第 3 章
限制卡路里没有意义？

第 1 部分　对限制卡路里持怀疑态度

限制卡路里是为了对抗代谢综合征

如何根绝生活习惯病和血糖异常等一些重大，甚至有死亡风险的疾病呢？

提到生活习惯，首先涉及到的就是饮食问题。读者朋友们大概从小就被家长教育"每餐吃八分饱有益健康"吧？

迄今为止，作为防止代谢综合征的对策，厚生劳动省曾经向国民推荐过限制卡路里饮食法。即使在今天，这种限制卡路里饮食法对于肥胖人群的减肥仍然是有效的。

可惜，限制卡路里饮食法由于不够美味、能吃的量太少、让人不开心等痛苦因素比较多，所以一般人很难坚持下去。再看看日本厚生劳动省颁布的《食物摄取标准》，里面记载着一个有趣的现象。当问一个人"你此餐摄入了多少卡路里"时，一般人往往以为自己"只吃了这么一点"，其实他所预测的热量值仅是真正摄入卡路里的80%。而这个数字放到肥胖人群身上，就降低到了60%。也就是说，他们以为自己只吃了1200千卡热量的食物，而实际上已经摄入了2000千卡的热量。如果让这些人再采用限制卡路里饮食法，他们会感到更加痛苦。

加之，日本糖尿病协会虽然还未正式承认，但已经开始有一种说法认为使用限制卡路里饮食法去控制糖尿病患者血糖升高的做法很可能是错误的。

实际上，某项研究报告也显示，之前一直宣扬的"吃八分饱有益健康"的限制卡路里饮食法，是很值得怀疑的。

限制卡路里真的能抗衰老吗？

2009年，《科学》（Science）杂志上发表了对猕猴进行了20年研究后的一份研究报告。这项介入实验是在猕猴长到成年时，立即将它的喂食量降低到正常热量的70%[18]。

与持续按100%热量进行喂食的对照组相比，只按70%热量喂食的猕猴毛发更加良好，生存率更高，心脏病及癌症的患病率更低，且死后解剖大脑时发现这些猕猴的脑容积比对照组更大。以上这些数据显示出限制卡路里饮食法对控制癌症及动脉硬化均有效果，在死亡率降低的同时，还不易患上痴呆症，真是好处多多。

但另一方面，NIA（美国国立衰老研究所）有一个研究小组在2012年的《自然》（Nature）杂志上也发表了一篇几乎同样实验的研究报告，其研究结果显示，限制卡路里饮食组的猴子与未限制卡路里饮食组的猴子相比，生存率几乎相差无几[19]。

从猕猴的研究中发现的事实

在貌似证明了限制卡路里饮食法实际效果的猕猴实验中，存在着一个引人注目的问题。从总的平均值来看，死亡的年龄并没有什么差距。即，从因年龄增长而自然死亡的数据看，两对照组是有差距的，但如果从总的平均值来看，死亡年龄并没有什么差距。这是为什么呢？因为限制卡路里组的猴子会经常因食物不足而发生厮打，较年轻的猴子因伤致死的比率稍微高一些。也就是说，这些猴子因为吃不饱肚子，产生焦虑情绪，发生厮打的现象较对照组要多一些。

关于这一点是否真的存在因果关系尚无确切的科学依据，我也不敢断言。但从现象论来看是确实存在的。至少可以说，限制卡路里饮食法并不一定全是好处、无懈可击。

限制卡路里能降低患心脏病的风险吗？

如果不从动物的喂食，单纯从人类的膳食来看，限制卡路里的效果并没有得到过硬的科学证实。实际上，最近的研究结果显示，限制卡路里可降低人类患心脏病风险的说法几乎没有科学依据。

例如，2013年一项叫做《Look Ahead》的实验公布了其研究结果[20]。该实验是让实验对象持续每天摄入1200～1800千卡的食物，坚持10年，同时还加大运动量。由于日本人每日摄入的食物热量大约为2000千卡，所以该实验的摄入量替换成通俗的语言基本上就是"八分饱"。

结果显示，10年坚持下来，体重确实是平均减轻了6~7公斤，限制卡路里带来的减肥效果是显而易见的。

但是，很遗憾，心脏病患病率完全没有减少！人类还是与猕猴不一样。

❯ 限制卡路里带来了骨密度降低

图11中粗线表示限制卡路里小组人员的数据，而细线则表示未限制卡路里小组人员的发病率。忍受了10年饿肚子的煎熬，体重倒是减轻了6~7公斤，但心脏病患病率并没有降低。倒是有一个指标因为限制卡路里的摄入而减少了，那就是骨密度！

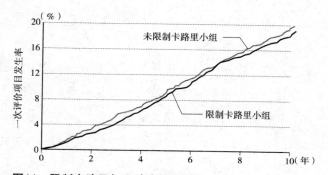

图11 限制卡路里与心脏病的发病率
即使限制卡路里，心脏病发病率也没有下降。
(N Engl J Med，2013；369:145-154)

图12中的粗线是限制卡路里小组人员的数据，而细线则

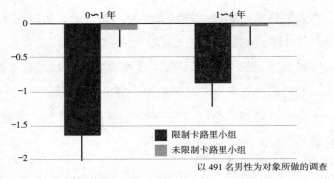

图12　限制卡路里与骨密度的减少

限制卡路里所减少的是大腿骨的骨密度

（Lipkin EW et al. Diabetes Care 2014，37： 2822–2829）

表示未限制卡路里小组人员的数据。男性的数据更为明显一些，可以看出，只有限制卡路里小组人员的骨密度降低了。

正像生活习惯病以前被称为成人病一样，如果替换成"增龄"一词，限制卡路里不仅不能起到"对抗增龄"的作用，反而会加速"增龄"。

有研究结果显示，对猕猴具有抗衰老效果的限制卡路里饮食法，对于人类来讲成为了造成骨质疏松症的病因，而且减少卡路里的摄入后，肌肉量也会减少，这将加大未来发生瘫痪的风险，有可能成为患运动障碍综合征（Locomotive Syndrome）的主要原因。

如今，不导致骨骼及肌肉量减少的限制卡路里饮食法尚未确立，正像前一章所介绍的那样，与限制脂肪摄入一样，对于限制卡路里饮食法的实际效果，目前仍存在很大的疑问。

⊘ 可疑的卡路里限制优越论

对于以动物或以细胞为对象进行实验或观察所得出的结论，是不能套用在人类身上的。只要不是以人类为对象进行研究所得出的数据，就无法证明对人是否真正有效。

在这一点上，以人类为对象所进行的关于和缓的限糖饮食法的随机对比实验，证实了其与健康之间的关系。这种实验方法是最值得信赖的。

最近，有一篇关于限制脂肪饮食法在减肥效果方面优于限糖饮食法的论文，成为网络上热议的话题[21]。但仔细阅读一下那篇论文即可发现，该项研究基于一个前提条件，就是持续进行完美的严格限制卡路里的饮食。在这样一种谁都无法做到的环境下去比较限制脂肪的人群减肥更有效果，还是限制糖类的人群减肥更有效果，真是毫无意义。

⊘ 限制卡路里的局限性

首先，现实中并不存在能始终坚持限制卡路里饮食的人。在实际的临床工作中，即使指导患者"请进行限糖饮食！""请进行限制脂肪的饮食！"或者"请进行限制卡路里的饮食！"其治疗效果最好的还是限糖饮食，也可以说只有这种治疗法是最行之有效的。

对患者进行饮食控制的指导后，将包括并未遵循指导的患者数据等都统计进来进行比较分析的方法，叫做意愿治疗分析（intention to treat analysis，ITT）。反之，仅将完全遵循指导的患者数据进行统计后进行比较分析的方法，则称为完成治疗分析（per-protocol,PP analysis）。在实际临床中，当然是意愿治疗分析的结果更为有力。仅限定于遵守者的完成治疗分析数据，忽视了未遵守者的存在，说的难听些，就是在造假。

在意愿治疗分析中，限糖饮食法的治疗效果从未输给过其他任何饮食治疗法。

其实，在实际临床工作中没必要去研究哪种方法最好，对于进行饮食疗法的患者而言，应该不断给他们增加更多的选项。无论是限制热量，还是限制糖类，不能坚持的人比比皆是。那么，对于这些人来讲，怎么办才好呢？临床工作者最该做的事是给这些患者提供更多更广的选择。勉勉强强制造出一种极其特殊的环境，来研究在该环境下哪种治疗法最好，我认为是没有任何实际意义的。

第 2 部分　胆固醇与限糖

❯ 什么是胆固醇？

胆固醇是脂类的一种。如前所述，蛋白质、脂肪、碳水化合物是人类的三大能量来源，而胆固醇却是不能成为能量源的脂类。胆固醇是合成激素的原料，是组成细胞膜和胆汁酸的成分，所以，人只要活着，就离不开胆固醇。但是低密

度脂蛋白 (LDL) 中含有的胆固醇 (LDL-C) 与动脉硬化
的关联性很强, 被称作坏胆固醇, 一直被人们视为应该降低
的、有损健康的物质。

由于胆固醇并不是能量来源, 所以也不能靠运动来燃烧
和降低它。对于想通过快步走来降低胆固醇的人来说有些残
忍, 但我不得不说, 你们做的都是些无用功。

胆固醇越高越好吗?

几年前, 有人曾站出来说, 胆固醇高可以降低患脑梗死
的风险。我感觉说这种话的人纯粹是耸人听闻, 根本没有一
点医学常识。

患有低胆固醇血症的人基本上以卧床不起的高龄患者居
多, 他们普遍无法经口进食, 而是通过点滴或胃造瘘把营养
导入体内, 所以很多人都处于营养不良的状态。当然, 在这
种背景下, 他们多半都是有脑梗死既往病史, 并存在随时复
发的潜在风险。

如果以这些人为观察研究对象, 确实可以得出胆固醇越
高得脑梗死风险越低的结论来。但如果把视线转移到因动脉
硬化致疾的年轻人身上, 血液中胆固醇的浓度问题就变成完
全不同的含义了。如果这个大前提搞错了, 就会得出一个低
胆固醇血症=脑梗死, 所以不能降低胆固醇的荒谬结论来。

如何降低胆固醇?

那么, 如何才能降低坏胆固醇呢? 是不是减少食物中

胆固醇的含量，就可以呢？还真不是那么简单。胆固醇是激素的原料，人处在饥饿状态时，胆固醇变少，激素便不能合成。要果真如此，人作为生物早就被淘汰掉了。我们人类之所以能活到今天，就足以证明了即使减少食物中的胆固醇含量，人的肝脏也是可以合成出胆固醇来的。

诚然，当饮食中摄入的胆固醇含量减少后，血液中的胆固醇含量会暂时下降。但只要保持同样的低胆固醇饮食状态，几个月后人体的胆固醇含量就会恢复到先前的状态。所以，日本和美国在2015年版的《食物摄取标准》中都不再限制胆固醇的摄取量了。

血液中的胆固醇高会引起动脉硬化，所以必须降低。如果运动无效，控制饮食也无效，那唯一能有效降低胆固醇的方法就只剩下药物了。但这种说法太绝对了，我们还是要寻求其他的解决之道。比如胖人可以先尝试减肥。根据以往的经验，瘦身后血液中的胆固醇含量是会降低的。

❯ 限糖与胆固醇

有研究显示，采用限糖饮食法在短期内会出现胆固醇升高的现象[22]。但从长期来看，反而有所降低。从我们统计的数据来看，实行限糖饮食法后，三分之一的人胆固醇值下降，三分之一的人不变，三分之一的人胆固醇值上升。所以坦率地讲，限糖饮食到底使胆固醇上升还是下降，目前尚没有一个清晰的结论。

限糖饮食可以改善人的血糖、体重、血压、血脂。这里所说的血脂多是指甘油三酯和HDL－C（好胆固醇）[23]。

有许多随机对比实验已经证明，多摄入含糖量少的坚果（特别是核桃）对于改善LDL－C（坏胆固醇）和TC（总胆固醇）是很有效的。因此，在采用限糖饮食时，多吃核桃肯定能产生更好的效果。对于胆固醇与限糖饮食，目前能说的只有这么多。

第3部分　证据（科学根据）

错综复杂的信息

在本章的最后，我想向读者朋友们说明一下对流传在民间的纷繁复杂的信息该如何去解读。

读完我在前面所写的内容，相信朋友们已经明白了当前在社会上流传的医学信息和健康信息真可谓鱼龙混杂。有时，甚至连一些性命攸关的重要内容中也掺杂着一些在某种意义上说相当不负责任的信息。这些信息通过网络等媒介很容易就在公众中传播开来，这在日常生活中是很常见的。在这里，我要向大家介绍一个概念，这些知识一般人可能接触不到，那就是判断一个事物是否正确时所采用的证据。

在医学领域中所讲的证据，指的是表明某种治疗方法对于该疾病和症状是否有效的证据或背景资料。而且这些被称为证据的东西也是分等级的。

证据等级

证据等级，取决于其相关性所显示出的因果关系强弱的概率，级别最高的是随机对比实验所获得的证据。随机对比实验指的是把研究对象随机分成两组，对其中一组进行研究内容的治疗，对另一组进行不同的治疗，经过一定时间后，对治疗结果等进行比较，用以验证所介入的治疗效果的方法。这两个组除了治疗方法不同外，其他所有的环境要素、条件都相同，从而只对其治疗效果进行评价。

证据等级的第2等级是观察研究。是指把发病原因接近的人群和发病原因不接近的人群分成两个组，经过一定时间的追踪后，对发病率进行比较的研究方法。这种方法比随机对比实验的实证性要差一些，但却可以进行10年甚至20年的长期观察研究。

第3等级是病例对比研究。这种研究方法主要采用 "在某位患者身上发生了这种现象，该现象与健康人相比存在这些不同" 的对比方式来进行。这种方法可以对原因进行推测，但并不能抓住该原因与发病之间是否真正存在因果关系。但有些研究只能采取这种方法，比如对1型糖尿病人的基因所进行的研究等。

证据等级4是病例报告。这是一种单纯的报告，比如说 "在临床上发生了这样的病例"。药品的副作用等很多都是通过病例报告逐渐清晰起来的。当然，发生的原因也可能是缘于极其偶然的因素，不一定都完全正确，但姑且做出病例报告也是十分重要的。

顺便说一下，还有一些比证据等级4还要低、不一定能称为证据的证据，如专家学者的意见与共识等。另外，还有等级更低的诸如动物实验、细胞实验等，这些在后面还会有详细论述。

不明就里的医生

证据等级这个概念是在1991年由加拿大的临床流行病学家戈登·盖亚特（Gordon Guyatt）所提倡的"循证医学（Evidence-based medicine，EBM）"中被揭示出来的。所以，对于在1980年代就已经成为医生的人们来讲，应该是在他们从医之后才首次接触到证据等级这个概念。

如果仅是一名实习医生，一般人都很愿意学习更多新的知识，而作为已经达到专业医生水平的人，他们大多把时间花在了努力提高自己专业领域的研究上，而对于证据等级这样的概念，很可能没有精力去充分的把握。所以，像"病例报告比研究报告等级低"这种显而易见的事尚可以理解，但对于诸如"属于证据等级1的随机对比实验和属于证据等级2的观察研究之间的区别"就很难加以区分了。所以有些时候，明明证据等级1的研究结果都出来了，有些人还想拿证据等级2的数据去与之抗衡。

更为可笑的是，已经被证据等级1所证实的结论，有些人还在拿老鼠实验的数据去唱反调，对于学习过"循证医学（EBM）"的人来讲，只能说是太有违和感了。

▶ 限糖与证据等级

关于限糖，之前市面上曾出现过一本书，可惜该书只是收集了一些病例，就以病例报告的证据等级提出"不吃主食可以治疗糖尿病"的说法，在社会上备受争议，而该书的作者甚至连病例报告的论文都没有写出来。而且在该书出版之时已经存在一些观察研究的数据，正在探寻糖类摄取少的小组人员是否会发生一些问题。所以当时的作者是用证据等级4的数据去挑战证据等级2的研究结果。

那本书因此受到抨击，甚至连限糖饮食法本身都招致了怀疑。

可在那之后，人们针对限糖饮食法做了属于证据等级1的随机对比实验，其结果表明限糖是有明显效果的，所以最终那本书的内容被证明并非错误。属于证据等级1的随机对比实验的结果是足以否定属于证据等级2的观察研究结果的。

特别是对于日本人来讲，限糖的好处不仅被证据等级1的数据全面证实，而且在属于证据等级2的观察研究中也已经证明糖类摄入少的小组人员死亡率更低，所以可以说这是雷打不动的结论。但至今还时常有人冒出一句"限糖很危险吧？"，或者突然冒出一段类似内容的新闻来，我觉得这些人只是不了解论文的正确解读法，对那些理论没搞明白而已。

📃 统计学中的赝品

在形形色色的虚假信息中，有人固执地强调："虽说如此，但我的结论有统计学数据作支撑，所以肯定是没错的。"但请大家注意，在很多情况下，统计学的数据实在是靠不住，需要谨慎地去验证，因为它最容易成为各种谎言的有力证据。只要找准缺口把对自己有利的数据收集起来加以利用，那无论多少数据都能找得到。但统计学上的关联性并不一定表示具有因果关系，这个铁律请大家一定要牢记在心。

在过去主张脂肪对人有害的年代，就曾犯过过度相信统计数据的错误。看看20世纪日本的观察数据，经常去医院看病的糖尿病患者数量，随着油脂摄取率曲线的增加而增加，因此当时得出了只要减少油脂的摄入就可以减少糖尿病患者的数量这一结论，很多人相信这两者之间是有因果关系的。

但实际上，进入21世纪后，日本人的油脂摄入量明显减少，可1997年仅有1370万名的血糖异常者，到了2007年已经激增到2210万人。而到了2012年，血糖异常者反而稍有下降，只剩2050万人了。在这期间，日本人的油脂摄入量是略有上升的。21世纪后的这个最新数据，变成了油脂摄入减少时，糖尿病患者增多；而油脂摄入增多时，血糖异常者反而减少。

两者实际上并没有因果关系，如果先入为主，非要说这两个数据有因果关系，就会犯下很大的错误。有相关性的两个数据到底是否有因果关系，解读该数据的人必须慎之又慎。把观察研究数据直接解读成因果关系，是极其危险的。

值得注意的词汇赝品

有关我们身体健康的各种信息是否值得信赖，原本应该确认一下得出这个结论的证据等级，但很多人却往往一下子信以为真，毫不关心这些健康信息的真伪。

一听说这个东西对身体好，就一天到晚只吃这个；一听到那个东西对身体不好，就一点儿不碰。但如果你问他有什么证据，对身体的哪个地方好，很多人完全答不上来。

我始终认为，说某个东西"对身体好"，基本上可以等同于"对哪里都没效果"，如果真有什么好处，比如能使血糖不容易上升，或者能使甘油三酯下降，人们一定会说出具体内容的。所以请大家一定要多多留意"对身体好"这种模棱两可的说法。

不存在"正确的营养平衡"

还有一个我非常不喜欢的说法，就是"正确的营养平衡"。经常能听到"按正确的营养平衡来进餐吧！"这样的说法，但直到现在，问一万个人，估计一万个人都不知道"正确的营养平衡"到底指的是什么。我们应该参考每个人原本的食谱和原本的嗜好，慎重地研究该增加或减少点什么，慎重地考虑摄取营养的比率。

过去日本人理想的营养比率被断言为碳水化合物占50%～60%，蛋白质占20%以下，脂肪占25%以下。但仔细看一下这个数据便会发现，如果蛋白质、脂肪总共占45%以下，那碳水化合物应该占到55%以上，否则根本凑不足100%。而这里的碳水化合物却只占50%~60%。

再看看欧美的情况。他们的脂肪占30%以下，蛋白质占20%以下，所以碳水化合物占50%~60%的公式是成立的。日本所谓的"理想的营养平衡"也许是参考欧美的这个数值创造出来的，单从公式不成立这一点来看，就可想而知制定这些比例时是多么的草率。

已被美国废止的三大营养素

前面介绍过欧美的营养比率，实际上在美国已经没有"正确的三大营养素比率"或者"理想的营养平衡"这样的概念了[24]。当今的日本也是把其作为陈旧的过去不怎么再提了，唯一还在说的正确的营养平衡，那就是少摄入糖类比较好。

但是，即便是这样，也很难讲把糖类"控制在百分之多少以下"就算是正确的，这不可一概而论。我个人认为，正像只有肥胖人群才应该在意摄入的热量一样，对于摄入的糖类到底应该占食物总量的百分之多少为好，谁都给不出答案。

纵观现在美国的情况，例如波士顿的研究小组主张"低糖高蛋白质好"，而北卡罗来纳州的研究小组却提倡"低糖高脂肪好"。每个研究小组都分别做了随机对比实验，都将其实验结果写成了论文，并以此为证据主张自己的观点，所以到底哪一个更好,现阶段实在无法决定。

唯一能确定的是,医疗工作者不应该使用"平衡膳食"这种暧昧的说法。此话一出,就会被问及"具体来讲,良好的平衡是什么呢?"我认为每个人可以考虑对自己来讲最理想的平衡膳食是什么,但却不存在同一种所谓的"理想的营养平衡公式",值得一个医疗工作者向众人去提倡。

第 4 章
和缓的限糖（Low-Carbo）拯救人类

第 1 部分　从限制卡路里转变为限糖

既往的糖尿病患者的饮食控制

　　咱们来简单总结一下。以前，限制卡路里作为糖尿病患者的饮食疗法一直被人们称道。这是因为一般欧美的糖尿病患者基本上属于2型糖尿病，且发病的人群几乎都属于肥胖人群。

　　欧美人本来分泌胰岛素的能力就比日本人强，一旦摄入高糖饮食后，在血糖还没来得及上升之前，胰岛素就不断涌出。于是，体内的糖被脂肪细胞所吸收，人自然就变胖了。而人体变胖后，脂肪细胞会分泌出一种影响胰岛素发挥功能的物质，人即使分泌了胰岛素，它也不能充分地发挥作用。最终，血管中的糖不能再进入细胞中了，糖尿病就发生了。

　　对于经历了这一变化过程的欧美人来讲，想治疗糖尿病，首当其冲的应优先考虑控制高卡路里饮食，先让身体瘦下来。

◆ 日本人发病的规律有所不同

如上所述,欧美人在治疗2型糖尿病时,把限制高卡路里饮食作为治疗的首选是正确的。但是,这并不能照搬到日本人身上。因为日本人比欧美人分泌胰岛素的能力差,往往在身体变胖之前就已经患上糖尿病了。也就是说,有很多很瘦的人也患上了糖尿病。

日本人中,瘦人患糖尿病的比例正在逐步攀升,已经占到总患者数的半数以上。因此,以减肥为主要目的的限制高卡路里饮食疗法是否适合糖尿病患者呢? 特别是在日本,这真应该画个问号了。

另外,对于欧美人来讲,限制高热量饮食疗法的目的只不过是为了 "达到理想体重的饮食法",所以,即便是2型糖尿病患者,如果不胖,也根本没必要限制卡路里。

◆ 饮食疗法指南

日本糖尿病协会最初推出饮食疗法指南的是在1965年。那时,治疗糖尿病=限制卡路里这种欧美思潮正好流入了日本。换句话说,1965年时,日本患糖尿病的大半人群也属于肥胖人群。

当时日本人的饮食习惯、生活习惯、连同人的体格都在不断的欧美化。所以作为治疗糖尿病的方法,自然也就引入了欧美流行的限制卡路里法。

另一方面,在1965年那个时代,人们也提出治疗糖尿病应限制糖类的摄入这一理念。即，限糖与限卡路里并行。可到了1993年，日本糖尿病协会变更了引导方式，只留下限制高卡路里，却把限糖从指南中删掉了。

我们可以认为，这种修订旨在尽量减少对患者的限制，减轻患者的负担。但到底是在指南中留下限卡路里，还是留下限糖呢？当时颇费了一番脑筋，最终还是优先选择保留了欧美主张的限制卡路里，这一做法未免也太随波逐流、过于受欧美思潮的影响了。那时正值否定限糖饮食法的鼎盛时期，当时出现这种结论也是可以理解的。但不得不说它确实与日本人的发病情况不相符。

❯ 到底是限卡路里还是限糖？

实际上直到目前为止，作为治疗糖尿病的主流仍然是限制卡路里饮食法。当今，针对糖尿病患者的正式饮食疗法只有限制卡路里饮食法这一种。

但这种限制卡路里饮食法缺乏科学依据。今后，已被科学依据所证实的限糖饮食法，或者前述的地中海饮食法和DASH饮食法等，很可能会成为向糖尿病患者推荐的饮食疗法。

第 2 部分 从"不吃碳水化合物"到和缓限糖的"Low-Carbo"

❯ 不吃碳水化合物

到目前为止，我已经多次向读者提及"限糖饮食"这个词语，下面我们来整理一下"限糖饮食""Low-Carbo""低糖饮食""不吃碳水化合物"这几个容易混淆的概念。

这几个词语有一个共同点，就是均为控制高血糖或抑制血糖上下激烈波动的饮食疗法。

最容易理解的是最初作为一种减肥法被广泛推广的"不吃碳水化合物"疗法，但不吃碳水化合物的话，被拒之于体外的不只是糖类，还有碳水化合物中富含的食物纤维。但提高餐后血糖值的只是碳水化合物中的糖类，而其中的食物纤维与蛋白质、脂肪一样，反而有降低餐后血糖的作用，所以绝对不应该控制食物纤维的摄入量。也就是说，"不吃碳水化合物"是不好的。

❯ "限糖"与"低糖类"

说到"限糖"一词，因其并不限制食物纤维，所以感觉该方法较前者正确。但由于使用了"限制"一词，总给人一种负面印象。患者一听到自己要被限制，许多人都会很自然地警觉起来。特别是食品制造厂家等更是特别不愿意使用这个词汇，而往往采取回避的态度。

有人想换一种说法，于是"低糖类"一词就出现了。可"低糖类"的概念很难定义。有一个很近似的说法是消费厅之前制造出的一个词汇，叫做"低糖"，其定义为如果每100克重的食品中含糖量不足5克就可以叫做"低糖食品"。可"低糖类"与"低糖"这两个词的实际意义很容易混淆，很多人会误解为每100克重的食品中的"糖类总量"如果超过5克就不能叫做低糖食品了。

例如，90克重的蛋糕中的糖类总量正好为5克，这原本足以被称为"低糖食品"。但从重量上看似乎并没满足上述5%的低糖条件，所以还不能叫低糖食品。很重视合规经营的食品制造厂家肯定会严格遵守所谓"低糖"的条件，不敢冒然使用"低糖"这个词。好不容易生产出品质这么好的食品，却不能宣传它在健康方面的优越性，实在是太可惜了！

"Low-Carbo"（和缓的低碳水化合物饮食法）

基于上述原因，我们迫切需要另外一个词汇来填补这个空缺。低碳水化合物的英语是"Low-Carbohydrate"，如果将其缩略，就是"Low-Carbo"（低碳饮食），我们将其缩短，以便于向大众推广和普及。

在"Low-Carbo"这个词汇中，我们给其赋予了一个新的含义，这是一般的"限糖"或"低糖"中所没有的，那就是"和缓的限糖"这"和缓"二字。

为什么是"和缓"的呢？来看看"Low-Carbo"的定义吧：我们把每一餐的总糖量控制在20～40克，还有糖量为10克以内的甜品，再加上餐间小食，这样，将我们每天摄入的总糖量控制在70～130克之间即可。顺便说一下，目前日本人平均每一餐摄入的总糖量在90～100克左右，每天摄入的总糖量在270～300克之间。如果实施"Low-Carbo"的话，就是要把每日摄入的总糖量控制在正常饮食的一少半的样子。

与一般的限糖饮食法所不同的是，"Low-Carbo"回避了那种由于下限设的太低，导致体内的酮体大量涌现，人体呈现出极端低血糖状态的风险。而且，由于分泌酮体所导致的血管内皮细胞损伤的风险也随之规避了。

让患者进行极端的限糖饮食时，食谱会变得非常狭窄，让患者痛苦不已。而实施"Low-Carbo"则没有这个担心，由于它是"和缓的限糖"，所以可以放心食用的食谱范围一下子扩大了很多。

❯ "Low-Carbo"饮食法的效果

我们按照"Low-Carbo"的定义，针对日本人所进行的对比研究实验的结果，已经写成论文并发表了[25]。我们把实验对象分成两组，一组接受限制热量饮食疗法指导，另一组接受"Low-Carbo"饮食疗法指导。

在限制卡路里小组中，每个组员被要求按照自己的体重，将每公斤标准体重可以摄取的卡路里降低至25～30千卡。这是一个相当严格的条件。而对于"Low-Carbo"饮食法小组的成员，我们按照"Low-Carbo"的定义来指导他们的饮食，使其每餐摄入的总糖量在20～40克之间，且餐间还可加餐一次，允许摄入10克的糖量。

实验结束后，我们通过检测HbAlc值（糖化血红蛋白，英文是Glycosylated Hemoglobin。可了解人体最近几个月的血糖控制情况）来评估两组受验人员各自的血糖状况时发现，只有"Low-Carbo"饮食法小组成员的血糖得到了改善，而且甘油三酯也得到了改善。

◆ 适合任何年龄、体型的"Low-Carbo"饮食法

上述研究还有一些尚未写成论文的数据，可以在这里向读者朋友们透露一下。我们让200位实验人员实施"Low-Carbo"饮食法后，按照不同体型的人群对其体重和血糖的改善度进行了比较研究。

结果如图13所示，不论是体型较瘦的人，还是正常体重的人，抑或是较肥胖的人群，在开始实验的第6个月（浅灰色线条）和第12个月（深灰色线条）的测量数据显示，无论什么体型的人的血糖都得到了改善。

就连三度肥胖的受验者的体重也得到了非常有效的控制，体重明显下降了。肥胖度为一度、二度的普通肥胖者的体重也减轻了。而体重正常的人，实施"Low-Carbo"

饮食法后体重几乎保持不变。身体较瘦的人的体重反而增加了。

通过实施限糖饮食法，各个小组人员的血糖都得到了改善。在体重方面，普通组人员体重无变化，肥胖组人员的体重均有所下降。

分类	BMI	人数
低体重（瘦）	<18.5	9
普通体重	18.5~25	73
肥胖（1级）	25~30	74
肥胖（2级）	30~35	29
肥胖（3级）	≥35	9
转至他院		6

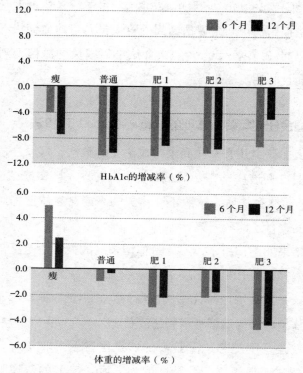

图13　控糖食品的治疗效果

（岛田真理子等.第58届日本糖尿病学会〈下关〉发布2015年5月）

从总体上来看，这些体重的平均值并没有产生统计学意义上的非偶然变化。也就是说，"Low-Carbo"饮食法并不是一种单纯的减肥法，对于瘦人来讲，它反而有增加肌肉量，增加体重的效果。从某种意义上说，各种体格的受验者的体重通过实施"Low-Carbo"饮食法，都在朝着理想的方向变化。

"Low-Carbo"饮食法的对象

此项研究表明："Low-Carbo"饮食法不仅应该推荐给患糖尿病的中年人，还应该推荐给更广泛的人群，比如从想变苗条的年轻女性，一直到因肌肉量减少而变得很瘦弱的老年人，"Low-Carbo"饮食法都可以满足他们各自不同的需求。

2013年时，日本65岁以上的老年人口已经占到了25%。老年人如果采用"Low-Carbo"饮食法，可以摆脱高龄人群特有的一些身体上的衰弱变化。很多高龄者都因为肌肉的减少及运动功能的衰退而加大了不能自理的风险，所以才有了"运动障碍综合征（Locomotive Syndrome）"这个词语。正是因为老年人出现了肌肉和骨骼的弱化，给社会和家庭造成了很大的负担，所以才会出现这个专业术语吧。

从抗衰老和预防运动障碍综合征的角度看，老年人如果想保持住自己的肌肉量和健康的骨质，对行动不便甚至卧床不起进行早期预防，还是应该尽早实施"Low-Carbo"饮食法。

▶ "Low-Carbo" 饮食法的定义

如前所述，"Low-Carbo" 饮食法要求一日三餐的每一餐摄入的总糖量控制在20～40克之间，除此之外，正餐之间还可以摄入每日总计10克的糖类，这样合计每天摄入的总糖量控制在70～130克之间。这是医学上的定义。说的再浅近易懂些，可以看做是一种 "在开心享用美食中获得健康" 的饮食法。

那么，这个每日摄入总糖量的标准是如何制定出来的呢？截止到2006年，美国糖尿病学会号召大众每人每天摄入的总糖量应控制在130克以下。我们把这个数值拿来做 "Low-Carbo" 饮食法的上限。高血糖的症状并不依每天总共摄取多少糖量而定，而是在每餐后都有可能出现，所以我们要规定每一餐的上限。130克除以3的话等于43.333克，为了便于记忆，我们将其设定为40克，剩下的10克糖类可以分配给正餐之间享用的零食。

每一餐的下限我们设定在20克，这是以酮体为基准计算出来的。生酮饮食，也就是让身体产生酮体的饮食法，要求把一天摄入的糖量控制在50克以下，将其置换为每一餐，只有16.666克。为了安全起见，我们将每一餐摄入的糖量下限设定为20克。

▶ 一天130克的意义

一天130克糖量，正好是将糖类作为能量源的大脑和只能把葡萄糖作为能量源的红细胞一日所需糖量的合计值。关于这一数值，也有推荐150克的。但理查德·K·伯恩斯坦博士所参与研究的论文中所采用的就是130克，他恐怕是在全世界范围内坚持限糖时间最长的人，所以我们的"Low-Carbo"饮食法也采用了130克这个数值[26]。

但是，无论是130克还是150克，在医学上并没有什么重要的差异；也并不是说某一天摄入的糖量稍微超过了130克，自己所坚持的"Low-Carbo"饮食法就没有意义了。

第 3 部分　Low-Carbo 的历史和背景

限糖的历史

在1970年前后，一位身患1型糖尿病的美国医生伯恩斯坦为了治疗自己的疾病发明了一种饮食疗法，他认为，为了维持健康的身体，应该在饮食上控制糖类的摄入。几乎在同一时期，另一位美国医生罗伯特·阿特金斯(Robert Atkins)也提出了同样的想法，他建议肥胖人群可以把限糖饮食作为一种很好的减肥方法。

但这位阿特金斯医生的不妥之处在于他在研究之初就把限糖饮食法写成了一本叫做《饮食革命》的书并作为一般启蒙性读物向公众推介。如果读者是伯恩斯坦医生，读这本书完全没问题，因为他已经觉察到控制饮食中糖类的摄入容易使身体瘦下来，而且将其付诸于自身的糖尿病治疗中。但倘若将该书作为向公众进行启蒙教育的书籍，作为一名医生首先应该充分地加以验证，确立牢固的因果关系后再展示给世人，可阿特金斯医生仅仅使用属于证据等级4的病例报告，就把其结论向世间推广了。我不得不说这真是有点有勇无谋。

仅仅凭病例报告就做出判断是风险很大的，因为它很可能与许多其他因素有瓜葛，并不能确立十足的因果关系。在阿特金斯出版这本启蒙书的同时，就存在着另一种研究观点，他们认为大量摄入油脂会增加人体患动脉硬化的风险，且该结论基于证据等级2。属于证据等级4的病例报告是根本无法推翻该结论的。所以，限糖饮食法在推出的最初阶段就受到了抨击，未能构筑起公众的信赖，始终停留在"民间疗法"的层次上。

❯ 限糖饮食法的逆转

正因有如此的历史背景，一直到2007年才终于等来了人们对限糖饮食疗法的信赖。 在这一年，世界排名第三的临床医学杂志《JAMA》上刊载了一篇实验报告，揭示了A至Z的限糖实验的结果[27]。在第二年的2008年，世界排名第一的临床医学杂志《新英格兰医学杂志》上又发表了以色列的医师团队所做的验证限糖饮食法效果的直接实验结果[28]。

在该项直接实验中，300名属于肥胖的以色列人在抽签后被分成3个实验组，分别尝试不同的减肥方法。第一组采用过去我们一直深信不疑有益健康的"控油、控热量法"；第二组采取"只控热量不控油"的地中海饮食法；第三组接受"不控热量、只控糖类"的饮食指导。该实验中的控糖量是一天只摄入120克以下的糖类，即每一餐的总糖量在40克以下。

被证明的限糖效果

三个小组的实验结果表明，减肥效果最为显著的是第三组，也就是采用限糖饮食法的小组。

减肥第二有效的，是"只控热量不控油"的地中海饮食法组。之前人们一直坚信吃油会增加体内脂肪、人会变胖的结论明显是错误的。

在三个小组中，血液中的甘油三酯下降最多、最能促使预防动脉硬化的好胆固醇增加且最能促使动脉硬化患病风险（高敏感性C反应性蛋白）降低的，就是限糖饮食小组。另外，从叫做HbA1c（糖化血红蛋白）的血糖管理指标来看，改善最大的也是限糖小组。

该项实验已经清楚地证明，只要坚持低糖饮食，血液中的脂肪就会从根本上改善，体重、体脂、血糖也会随之改善，根本不用费神费力地去计算摄入的热量、蛋白质和油脂到底是多少。

基于证据等级1的这篇论文，明确显示出限制糖类的摄入对减肥、血糖和血脂的改善均具有良好的效果。

该直接实验的结果发表后，从2007年到2008年，人们对于限糖的看法发生了根本性的转变。限糖饮食法也终于得以从"民间疗法"中摆脱出来，成为有确凿理论依据的有效的饮食疗法。

美国的指南

美国糖尿病学会关于饮食疗法的指南，最近在2006年、2008年和2013年均作出了调整。在2006年版[29]之前，指南不允许人们采用限糖饮食，但到了直接实验结果发表的2008年版[30]，限糖饮食变成了治疗肥胖的选项之一。再之后，各种各样的实验数据叠加在一起，在2013年版[31]中终于把限糖饮食放在了"治疗糖尿病首选疗法"的位置上。

受其影响，在日本，各种讨论风起云涌。在尚属民间疗法阶段时就曾批评限糖饮食的人们一时还难以接受美国方面的变化，他们主张对于日本人是否有同样效果应再寻求一些科学证据。

基于这种状况，在2014年我们推出了属于证据等级1的随机对比实验的数据[32]，揭示出限糖饮食法对日本人也同样有效。因此2014年以后在日本批评限糖饮食的根据也不复存在了。

加之，2014~2015年，又有一些关于日本人的证据等级2的观察研究数据[33]也被收集上来了，那就是，糖类摄取量少的日本人患糖尿病的人数少、死亡率低[34]。所以，到目前为止，关于日本人的限糖效果，已经有证据等级1和证据等级2的研究数据加以支撑和证明，如果还一味地批评限糖饮食法的效果，那就可以说是无视科学根据的非科学医疗行为了。

第 4 部分　Low-Carbo 生活的准备

如何与Low-Carbo建立起缘分

打算在日常生活中实践"Low-Carbo"饮食法之前，您首先应根据自身的身体状况制订出相应的实施方法。比如，作为一名糖尿病患者，想把其作为一种治疗方法的，还是多遵守本治疗法中规定的每餐摄入糖量的上下限才能收到良好的效果。如果重点是想控制餐后血糖，那么把每一餐的总糖量控制在40克以下，就可以有效控制餐后血糖的剧烈波动，从而预防细胞的老化和预防老年痴呆症。对于这类人群，即使是在工作中必须要宴请客户时，也最好挑选能提供"Low-Carbo"饮食的餐厅。

而对于那些实施"Low-Carbo"饮食法单纯是为了提升自身健康水平的人，或者只是想减肥并达到美体效果的健康人群，就不必非要拘泥于那些限制的数值了。虽说为了长久地保持健康美丽的体魄，实施"Low-Carbo"饮食法也是很有意义的，但偶尔摄入一些高糖量的食物，给自己放个小假，稍微解放一下，你平时的努力也不会付之东流，仍会维持一定的效果。

▶ "Low-Carbo"与年龄

从年龄层来看，20岁以下的年轻人几乎可以说无论怎么暴饮暴食，餐后血糖值都不会升得太高。十几岁的少年由于每天都有足够的运动量，所以也完全不用考虑血糖，可以想吃就吃、想喝就喝。

处于成长期的孩子，每公斤体重所消耗的热量非常高。从20岁至80岁之间的大人，每公斤体重大约消耗30～40千卡的热量，而孩子却要消耗50～60千卡的热量。所以这些处于成长期的孩子无论怎么吃喝，过一会儿肚子又空了，根本无需考虑什么"Low-Carbo"的问题。

但对于35岁左右或年龄更大一些的人来说，无论您对自己的健康多么有自信，血糖也是容易上升的，也应该逐渐开始意识到代谢综合征的问题。所以我认为，30多岁的人，特别是35岁以上的人群，还是尽早注意观测自己的血糖值，尽早开始"Low-Carbo"饮食法为好。

▶ 不适合"Low-Carbo"的人

那么，什么样的人群不适合采用"Low-Carbo"饮食法呢？咱们来分析一下。前面讲过，日本人的胰岛素分泌能力普遍偏低，特别容易因不良饮食习惯而发生糖尿病，所以首先来讲，几乎所有的日本人都应该采用"Low-Carbo"饮食法。

　　那么哪些人应该排除在外呢？首先就是上一节说到的孩子们。孩子们热量消耗大，完全没必要控制糖类的摄入。如果在饮食方面一味地受限制，反而容易让孩子产生心理阴影。例如，一个孩子从小总被告知"你要少吃主食"，那么他想吃主食的渴望感反而会加强，一旦成为大人，没人管束时，他就会大吃主食，而此时的身体反而才真的需要控制糖类的摄入。这样做就适得其反了。

　　第二类不适合"Low-Carbo"饮食法的人群，是刚刚患上1型糖尿病、时日尚浅的人。这大概出乎大家的意料吧？自己的身体无法分泌胰岛素的1型糖尿病患者，靠注射从体外获取胰岛素，这是绝对必要的。对于那些已经意识到自己需终生注射胰岛素的患者，可以让其实施"Low-Carbo"饮食法，从而减少胰岛素的注射量，让该类患者的血糖值维持在一个稳定的水平上，这还是比较容易操作的。

　　但对于刚刚得了1型糖尿病、时日尚浅的患者，他们还不能接受自己要一辈子注射胰岛素这个现实，这些人还是暂时先不实施限糖饮食的好。因为这些患者往往认为只要自己付出努力，糖尿病就可以痊愈，就不用再注射胰岛素了，所以一旦得知限糖饮食对治疗糖尿病有帮助，他们往往会严格禁止自己再摄入糖类。在他们严格实施禁糖饮食的同时，再注射胰岛素，身体就会出现低血糖的现象，于是该患者就得出了自己不应该注射胰岛素的错误结论。可一旦真的停止注射胰岛素，体内没有胰岛素，肝脏就会不停地制造酮体，使身体陷入危险的酮症酸中毒状态。所以我认为，1型糖尿病患者在对自己的身体有一个清醒认识之前，最好先不要实施限糖饮食法。

❯ 实施"Low-Carbo"没什么坏处

除上述人群以外，实施"Low-Carbo"饮食法只会有好处，不会有坏处。特别是中年以上的人群，更是应该积极采用"Low-Carbo"饮食法。20多岁的人，实施"Low-Carbo"饮食法也没有什么坏处，但这个年龄的人，比限制饮食更重要的还是建立起良好的坚持运动的习惯。

很多人步入社会后，会在20多岁时形成一个分水岭。一些人会继续锻炼身体并养成终身运动的习惯，而另一些人会逐渐停止运动。所以，25～35岁的人，与其说注意饮食，倒不如提高自己继续保持运动习惯的意识，这比什么都重要。

年龄再增长一些，到了35岁以后，即使是坚持运动的人，也必须要开始实施"Low-Carbo"饮食法了。市民长跑队员中的很多中年以上人士均对自己的健康状况非常有自信，但检测后却发现，他们中间有很多人餐后血糖值都很高。如此看来，中年以上人群，即使一直保持运动也不要太过于自信。

长期坚持运动且体型瘦高的人，多多少少都会对自己的健康状况过于自信。越是这样的人，随着年龄的增长，越应该很好地审视一下自己的身体状况。

❯ 实在特别想吃怎么办?

有人向我反映说，平时自己非常注意执行"Low-Carbo"饮食法，但在某些特定情况下会突然冒出想多吃些米饭或面条之类的想法，那该怎么办呢? 我觉得有两种方法可以尝试。

一是别管血糖是否会急剧上升，先痛痛快快地吃一顿再说吧。当然，频繁地放纵自己是不可取的，但在人的一生中偶尔放纵一下自己也不是不可以吧，我是这么认为的。

但是，这种放纵虽说是偶尔为之，但还是会引起糖化、氧化应激。如果想避免这些问题的出现，我向您推荐第二种方法，即只要把每一餐控制在糖类40克以下的范围内，平时每餐最好都少吃一点米饭或面条。前面讲的在某一时点突然大爆发主要是由于对米饭、面条的摄入不足心理导致的，而假如在"Low-Carbo"的范围内总是细水长流地吃着米饭、面条等主食，反而不会再一下子爆发了。

❯ 为什么说"Low-Carbo"能持续下去?

"Low-Carbo"饮食法最大的优点在于虽说对饮食有限制，但坚持下去并不是多么难、多么痛苦的事。为什么说"Low-Carbo"饮食法比较容易坚持呢? 因为"Low-Carbo"并不是基于禁止摄入糖类的想法，而是基于指导人们如何更巧妙、更科学地摄入糖类。所以我们推出的有关"Low-Carbo"菜谱的书籍是与我们的想法相一致的，开发出"Low-Carbo"菜单的餐厅同样提供着使用大米为原料的食品供大家享用。

面包也是可以吃的。只不过店家推出的是比普通面包规格小一些的面包，或者是使用低糖食材制作的面包。面条也一样，市面上有低糖的通心粉和乌冬面，实施"Low-Carbo"的人士也是可以吃的。

如上所述，基本上因实施"Low-Carbo"而不能吃的东西寥寥无几，肚子可以吃得很饱，所以说"Low-Carbo"非常容易坚持下去。

◆ 吃到有饱腹感也没关系

以前的限制卡路里饮食法往往告诉人们："什么都可以吃，但是都要控制数量。好，停吧，就吃到这里吧！肚子还饿？克服一下吧！"而实施"Low-Carbo"时你会被告知："可以吃，仅仅这一点请改变一下！然后你就可以一直吃到饱为止了。"这也是"Low-Carbo"容易坚持下去的最大原因。

习惯于控制热量饮食法的人，一般来讲都会对每一餐吃饱这件事产生罪恶感。如果开始"Low-Carbo"之后还死抱着这一点不放，那可真是没必要。

饱腹感是怎么来的呢？一个人进食到足够的量时，大脑就会收到一个信号，然后告诉各个器官主动停止进食，这就是人们所产生的饱腹感。所以，大部分人只要把摄入的糖类控制在标准以下，即使吃到有饱腹感也不会变胖。

但遗憾的是，也有极少数的例外。40～50人中会有一个人饱腹中枢的作用不健全，这些人的进食量超过了其身体真正需要的量，针对这种人，只能采取"Low-Carbo"和限制卡路里并用的方法了。

除此以外的大多数人，只要把摄入的糖类控制在"Low-Carbo"所定义的范围内，即使吃到有饱腹感也完全没有问题。

"Low-Carbo" 与反弹

采用"Low-Carbo"饮食法进行减肥的话，不太容易发生反弹。其最大的理由简单明了，因为肚子饿了就可以吃。如果肚子饿了也不让进食的话，那真让人感到痛苦不堪，不久就会因受不了而放弃这条路，从而发生反弹。

实施"Low-Carbo"时，想吃的时候就可以享受美食，并且能够吃到饱为止。当前的空腹感无形中成了享受下一顿美餐的最佳调味剂。一想到只要坚持"Low-Carbo"饮食法，吃下一顿饭时全吃光也没问题、想喝点什么也没问题，就会使忍受暂时的空腹感变成一件令人兴奋的事。

第 5 章
让我们开始 Low-Carbo 生活吧！

第 1 部分　Low-Carbo 生活实践篇

▶ 今天你Low-Carbo了吗？

　　为了大家顺利地开始Low-Carbo生活，我先把实施方法和注意事项向大家介绍一下。

　　Low-Carbo饮食，是从减少每一餐的主食量开始的。如果是吃米饭，就请盛70克左右吧。菜品多吃一些没关系。如果因主食减少而产生不满足感，可以通过增加菜品的量来缓解。

　　实施Low-Carbo饮食法时，建议多吃的菜品有肉、鱼、豆腐等大豆制品、蔬菜、坚果。在蔬菜中，山药、南瓜、豆子含糖量较多，需要多加注意。很多人都会把坚果和豆子混同起来，坚果所含的脂肪比较丰富，但糖类很少，而大豆以外的豆类都是含糖量很高的食材，大家一定要区分清楚。

◆ 主食应该怎么吃?

如果将主食的量控制在70克左右，再充分摄入菜品的话，一餐摄入的糖量大约可以控制在40克左右。如果每日三餐都是这样的水平，那么摄入的总糖量是120克左右，还有10克糖类指标可以用来享用甜品或餐间零食。

如果想再多吃一点零食，那就要把米饭的量控制在50克左右，这样可以少摄入8克的糖类。可以把这个额度用在零食上。大家清楚了吧，控制每天糖类的摄入主要还是靠控制主食的量来调节的。

那么，70克的米饭到底是多少呢？按厚生劳动省的标准来说，就是比较暄地盛一碗饭约为150克，所以盛半碗饭就是70克左右。但是半碗饭的说法太模糊了，会因饭碗的大小及盛法产生很大的差别。某连锁牛肉饭快餐店的标准碗里都盛了260克大米饭。

所以，在实践Low-Carbo刚起步时，还是老老实实地称一下，让自己掌握70克米饭的正确的量为好。

◆ 面包和面条应该怎么吃?

如果把70克米饭置换成面包，正好相当于6片一袋的配餐面包中的一片。如果在家中做面条吃，就吃半绺面条吧。

关于面包和面条，现在的食品厂家开发出一些低糖类面包和低糖类面条，从源头就开始减糖。如果买这些产品来吃的话，可以比普通面包、普通面条多吃一些也没问题。

　　比如，罗森便利店在销售一系列的"麦麸面包"，它是使用小麦麸皮制作的食品。拿2个一袋的面包举例，其中一个面包的糖类只有2.3克，即便把两个面包都吃了，也只有4.6克糖类，这已经算是控制在一个相当低的水平上了。

　　而且这种麦麸面包富含食物纤维，一个面包大约含5.3克。吃一袋，就可以摄入10.6克的食物纤维。目前推荐的量为每日应摄入18～20克的食物纤维，吃一袋这样的面包就满足了一半的需求量。

❯ 对面条要多加留意

　　主食中需要特别留意的是面条。因为一般吃面条的速度很快，滑溜溜的，一下子就吞下去了，所以可以很快吃完一顿饭，这也是人们愿意选择吃面条的一个原因吧。人们担心时间久了面条会失去劲道，所以哧溜哧溜吞得很快，可往往摄入的糖类也会过量。

　　另外，很多日本人吃完荞麦面后喜欢喝一碗煮荞麦面的汤，殊不知为防止面条粘连，荞麦面上沾了很多扑面，这也属于糖类，所以荞麦面汤中含有大量的糖类。另外，很多店的荞麦面蘸汁中都放入了味淋，所以还会使摄入的糖量再上一个台阶。

　　在来找我看病的患者中，很多人都强调"我中午就吃了一点荞麦面，没吃别的！"，似乎感觉自己摄入的糖类很少，可一测血糖，都超过17mmol/L了。类似的情况经常发生。

▶ 吃荞麦凉面就OK了吗?

如果想控制热量，荞麦凉面等食物无疑是很健康、很好的选择。但如果从控制糖类的角度去看，荞麦面就变成了非常需要提防的食品。一份荞麦凉面，往往只搭配一点点葱花和海苔丝，其他再没有什么蔬菜了，人吃了它，根本无法摄入蛋白质、脂肪、食物纤维，那么餐后血糖值上升是理所当然的事。

荞麦的热量确实低，但它却含有大量的糖类，根本不能治疗糖尿病。如果是血糖不那么容易升高的健康年轻人，出于某种原因想控制热量，除了削掉外皮的纯白更科荞麦以外，其他荞麦的食物纤维还算比较多，还可以说吃荞麦面是有益健康的。但对于中年以上人群，吃荞麦面的风险是比较大的。

即使如此，也还是想吃荞麦面的人，我建议您搭配鸡肉或煎鸡蛋卷等蛋白质丰富的菜品同时食用比较好。另外，由于酒精可以放缓肝脏释放糖的速度，搭配一些糖类为零的日本烧酒也不失为一个好方法，当然大白天喝酒应该是比较困难的。

进餐的顺序也很重要。最理想的顺序是一边吃着鸡蛋卷等下酒菜，一边喝着低糖类的酒，最后再来一碗荞麦面填饱肚子。记住，荞麦面汤一定不要喝哟!

特别要提防的食品

在实践Low-Carbo时，除了要注意主食的摄入量外，最需要提防的就是水果。

过去的日本人，曾经因摄入的维生素B_1不足导致脚气病频发。日本的营养学是基于与脚气病做斗争的历程中逐渐兴起的，所以水果往往被认为与蔬菜属于同一类，含有丰富的维生素，多吃为善。

再加上日本的食品标准成分表中并未记载糖类的含量，需要从碳水化合物中减去食物纤维的量而得出糖类的量。而且对水果中含糖种类的比率（是葡萄糖，还是果糖、蔗糖？各是多少？）也未做记载。所以很多人并没有意识到这一点。可大部分水果都含有大量的糖类，特别是最近市面上的水果为满足消费者的嗜好不断改良品种，变得越来越甜，含糖量也越来越高。最近还上市了一种水果番茄，连番茄的糖度都在不断提升。

对于水果，我们不能再采取一般性的认识，而是应该把它当做甜品、点心类来重新认识。本来是想限糖的，如果对水果不加限制地吃，那么血糖值和甘油三酯值都不会下降，肥胖程度也无法改变。

请大家摒弃"水果对健康有益"这种先入为主的观念，请铭记水果是含糖量很高的一种嗜好品。

❯ 果糖的危险性

糖也分很多种类,其中特别要提防的是果糖,这种糖的甜味是水果甜味的来源,水果和蜂蜜中都富含果糖。果糖一旦进入人体内,肝脏会将其10%～20%转变为葡萄糖,剩余的就保持果糖的状态进入人的血液中。所以,即使与其他糖摄入的量相同,它能反映在血糖值上的最多只有20%。因为所谓血糖值,测定的只是血液中葡萄糖的含量。

提到血糖值,经常会听到"GI值"这个词。所谓GI值,指的是餐后血糖值的上升程度。而摄入果糖后,这个GI值并不会升得很高,所以人们往往误以为果糖是健康的,对人没什么损害。

❯ 危险的早餐

有人做了一个比较实验,一组人专门摄入果糖,而另一组人专门摄入葡萄糖,3个月后对这两组人做葡萄糖耐量实验[35]。从这两组人的身体状况可以看出,摄入果糖组人员的血糖值上升得更快。

果糖在人体内会转变为甘油三酯,并附着在内脏上,引起脂肪肝等病症。其结果是导致降低血糖值的胰岛素的作用变弱。

GI值低,餐后血糖值不容易马上升高,所以从短期来看果糖似乎对健康有益,但从长期来看,是非常危险的物质。

有些人早餐时在奶昔中加入大量的水果和蜂蜜,或者有的人干脆早餐只吃水果。本来人的血糖值在早晨就容易上升，如果再摄入这类富含果糖和葡萄糖的早餐食品，人体就会维持高血糖和肥胖的状态。没有比这个更危险的了。

现在还有很多人坚信水果是对健康有益的。我们指导患者进行限糖饮食时，很多人告诉我"我一点糖类都没有摄入"，可其血糖值始终得不到改善。仔细一问，几乎所有人都在吃水果。

果糖比起葡萄糖来，由于摄入时大脑有满足感，更容易形成依赖症[36]。

果葡糖浆

现在市面上流行着一种果葡糖浆，它是使用玉米糖浆，把淀粉人工加工成果糖、葡萄糖的一种便宜的甜味剂，由于它的甜度很高而且美味，所以很多果汁和点心中都大量使用了这种甜味剂。

作为食品生产厂家，使用这种甜味剂，既能降低生产成本，还能做出美味的食品，让客人喜欢上这些食品的口味，并提升客户依存度，真是好事连连。所以他们在逐渐加大这种糖浆的使用量。

但这种果葡糖浆可能会使人的体重增加，甚至导致肥胖。有些研究小组就曾指出，肥胖人群增多的原因之一就是现在人们能够以便宜的价格获取含果糖的食品。

无论如何，与其他含糖食品相同，大家一定要对含果糖或含果葡糖浆的食品多加提防。

➤ 容易忽视但一定要当心的食材

除水果以外，还有一些貌似对健康有益，但从Low-Carbo的角度来看，一定要多加注意、不能掉以轻心的食材。

比如，十谷米、玄米（糙米）。这些米由于未经精制，富含食物纤维，所以被宣称对健康有益。但事实上，它们的含糖量与精制后的白米没有任何区别，这一点请千万不要忘记。

如果吃相同量的话，十谷米和玄米确实比白米的食物纤维要多，所以可以认为有一定的抑制血糖上升的作用，但那个作用太小，与其这样控制血糖，还不如直接控制摄入量来得快。

还有很多人把麦麸面包和全麦面包的概念混同起来。我在给患者进行Low-Carbo饮食法指导时，有的患者自信满满地告诉我："我现在已经吃全麦面包了，没关系的！"

但是，他们没搞清楚，全麦面包是把小麦的表皮、胚芽、胚乳全部磨成粉后制成的面包，完全不属于低糖食品，只有麦麸面包才是只使用小麦表皮磨成粉后制成的低糖面包。这与白米、玄米的含糖量几乎相等是一样的道理，只要放入了胚芽部分，全麦面包与普通面包的含糖量是一样的。

还有一个特别要注意的是运动饮料。很多人都相信运动饮料有益健康，他们大口大口地喝着，喝的血糖值都升高了，这样的人不在少数。特别是最近很多人都在喝的"能量饮品"，其含糖量高，大家应细心留意。

❯ 甜食

　　说完主食、菜品之后，咱们再说说甜品、酒等嗜好性强的食品。我相信很多人都希望在自己实践Low-Carbo饮食法的过程中，能把甜品、酒等放进去，来丰富自己的饮食生活，但同时又担心它们的含糖量太高，心里很纠结。

　　关于甜品，特别是使用白糖制作的普通甜品，含糖量当然是非常高的。但现今，很多蛋糕房、点心工厂，还有一流的甜点师都在低糖甜食的开发上倾注了很大的精力。他们使用糖类低的人工甜味剂制作出很多美味的甜食，不断推向市场。想吃甜食时，建议您选择这样的低糖甜食来购买和品尝。

　　但是，也会有人觉得出去找这样的甜品费时费力。对于有这样想法的人，我建议您自己动手制作低糖甜品。我向您介绍一种最简单易做的：请在速溶咖啡中加入人工甜味剂，再用凝固剂将冲泡好的咖啡凝固，使之变成咖啡啫喱，这就是一种糖类为零的甜品。根据您的喜好，还可以撒些生奶油在上面，就会更加美味了。

❯ 酒

　　在酒里边，威士忌、日本烧酒、金酒、伏特加等蒸馏酒，本身含糖量就是零，完全没有问题。酿造酒中含有糖类，就算是含糖比较高的日本清酒，一壶酒中的含糖量顶多也就8～9克，只要把饮用量控制好，喝一些酒是完全没有问题的。

在酿造酒中，葡萄酒的含糖量是比较低的。无论是香槟、白葡萄酒，还是红葡萄酒，喝上3杯的糖量也超不过5克，所以可以放心享受。但是餐后甜葡萄酒、贵腐葡萄酒、冰葡萄酒由于含糖量非常高，最好避免饮用。

最近市面上有很多低糖或零糖的发泡酒、日本酒上市销售，可以选择这些酒来喝。造酒厂家由于看到这些低糖酒品在市面上卖得最好，所以都在下大力气开发这类产品。由于竞争十分激烈，这些低糖酒的口味也变得越来越好喝。所以，实施Low-Carbo在饮酒方面完全没什么可担心的。

第 2 部分　人工甜味剂

❯ 关于人工甜味剂

在Low-Carbo生活实践中，对血糖值影响极小的甜味剂＝广义的人工甜味剂将成为大家克服困难的一大救星。可另一方面，大街小巷流传着对人工甜味剂危险性的各种风言风语，我下面来讲一讲人工甜味剂是否真的安全，以及将其导入Low-Carbo生活中是否会发生问题。

目前在日本被使用最多的是一种叫做赤藻糖醇（erythritol）的人工甜味剂。这是一种从水果或发酵食品中萃取出来的天然甜味剂，属于糖醇的范畴，热量是零。进入人体后几乎都被小肠吸收，然后进入血液中，最后随尿液排出体外，所以不会成为热量。

美国食品药品管理局（FDA）及欧洲药品管理局（EMA）都把赤藻糖醇归到"不必设置使用上限"的分类中，由此可见，它是非常安全的食品。

除赤藻糖醇以外，经常被作为甜味剂使用的还有阿斯巴甜、三氯蔗糖（sucralose）、罗汉果甜苷等。其中罗汉果甜苷完全取自天然成分，也被列在没必要设置使用上限的类别中。而阿斯巴甜和三氯蔗糖则被设有使用上限。

人工甜味剂的减肥效果

2014年《肥胖》（Obesity）杂志报道了一组随机对比实验的结果[37]。该实验将受试人员分成两组，一组通过喝含有人工甜味剂的饮料进行减肥，另一组喝水进行减肥。其结果，喝含有人工甜味剂饮料小组人员的减肥效果更加明显。

在实验中，两个小组到底在什么地方不一样呢？两组人员除了喝的饮料不一样之外，其余的减肥程序完全一致。仔细看一下不难发现，喝水的小组人员的饥饿感、空腹感的程度是上升的，而喝含有人工甜味剂饮料组人员的饥饿感、空腹感的程度是下降的。

喝含有人工甜味剂饮料组的人员感觉自己正常摄入了能量，很有满足感，这对减肥是非常有利的，所以这个小组的减肥效果会更好。

老鼠与糖精

在 2014 年,《自然》杂志刊登了另外一篇论文,对"人工甜味剂使人发胖"的危险性进行了质疑[38]。

该研究首先让老鼠摄取糖精、三氯蔗糖、阿斯巴甜三种人工甜味剂。结果,在使用糖精时,老鼠的血糖值上升了,而使用阿斯巴甜时血糖没上升。但使用糖精后上升的血糖值在使用抗生素后又降了下来。

由此产生了两个疑问。

第一个疑问是老鼠服用抗生素后血糖值恢复正常了,那么这种血糖异常与我们人类临床上的血糖异常是一回事吗?令人遗憾的是,糖尿病或葡萄糖耐受不良的患者即使口服抗生素,血糖值也绝不会恢复正常。所以,糖精所引起的老鼠高血糖与人类的糖尿病应该是没有关系的两种现象。我的第二个疑问是这个研究者为什么在后面的实验中没有使用阿巴斯甜,而只使用了糖精?如果他们想主张所有的人工甜味剂都是有问题的,那么更应该拿在前半段实验中没让老鼠血糖值上升的阿斯巴甜来做后半段实验,以证明阿斯巴甜同样会使血糖上升。在后半段实验中只使用在前一个实验中成绩最差的糖精,来得出一个糖精可以让老鼠血糖上升的结论,然后以此为理由得出一个"所有的人工甜味剂都会让血糖上升"的结论,这样的研究未免有失公允,我不得不说这些作者对待自己的研究成果有点太简单粗暴了。

糖精真的会让人变胖吗?

关于证据等级前面已经介绍过了,其实在等级4的下面还存在一种等级5的证据,叫做"consensus"(专家意见)。刚才介绍的那个利用老鼠做的实验,属于排在等级5后面的叫做"前临床研究"的证据水平。即使通过该研究能发现一种对老鼠行之有效的治疗方法,也并不能证明该方法对人类具有同样的效果,所以才把它排在叫做"前临床研究"的最下面的位置上。

而对于人工甜味剂,正如《肥胖》(Obesity)杂志所报道的那样,是经过属于证据等级1的随机对比实验验证过的。对于减肥者来讲,它比喝水更有效。我们也早在2012年就曾发表过使用人工甜味剂的蛋糕比普通蛋糕更不容易使人的血糖上升的研究报告。现如今,却受到比证据等级5还低的实验结果的挑战,真是一件荒唐的事。我只能认为,这些人从最开始就是抱着想证明人工甜味剂对人不好的主观结论去做实验的。

不可饶恕的研究

假如是为了证明"所有人工甜味剂均对人无害",那这个研究属于以拯救患者为目的的很杰出的研究。前面的《肥胖》(Obesity)杂志所报道的那篇论文,就是想告诉被肥胖所困扰的人们在想吃甜食时可以选择使用人工甜味剂的甜品,真是救人于水火。

反过来，这个关于糖精的研究，属于为了得出自己早已设定好的结论，而故意选择数据最差的糖精来做证明，然后告诉人们"使用人工甜味剂是很可怕、很危险的"。

通常，我们使用人工甜味剂是为了取代砂糖，如果真想证明吃了糖精后血糖值会变坏，本应该让人摄取等量的砂糖来进行数据的对比。可连这样的数据也没有。

由此可见，这篇论文的目的根本不是想拯救受困扰的患者，简直是在用一种非科学的手法威胁那些想享用一些甜品的患者，借此来抬高自己的学术地位。这真是一种低俗的研究方法。

阿斯巴甜备受抨击之谜

随着这些关于人工甜味剂的流言蜚语在市面上的不断扩散，最近市场上声称不使用人工甜味剂的商品也随之出现了，并且还成为了很大的卖点。特别是最近，"谈阿斯巴甜色变"之风越演越烈，仿佛成为了一种时髦。有人甚至向消费者中心提出希望食品中禁止使用阿斯巴甜的建议，市面上也出现了一些书籍，鼓吹"阿斯巴甜不可食用"。

为什么在现如今，只有阿斯巴甜这么被世人所唾弃呢？我真是难以理解。在欧美，有的国家把糖精视为毒物，这些被人唾弃的食物因国家而异。但这些潮流到底有没有科学依据呢？

为了替阿斯巴甜洗清罪名，我请求正在使用阿斯巴甜制作食品的厂家给我提供一些数据。但遗憾的是，那些厂家均担心我会反戈一击，担心我也会继续鼓吹人工甜味剂的各种坏处，所以都拒绝为我提供数据。这样的过度防卫真是非常短视。其实只有把人工甜味剂的真实数据公之于众，才能打消一般消费者的顾虑，让大家放心购买。

人工甜味剂会致癌吗?

我知道很多人都是在听信人工甜味剂会致癌的传闻后，开始对其加以戒备的。据我所知，在这些风言风语的背后，确实存在着一些指责糖精或阿斯巴甜等致癌的论文。

关于糖精，有报告显示，在给雄性大鼠投喂糖精后，容易引发膀胱癌。但在雌性大鼠身上并没有发生类似的情况，而且在雄性小白鼠身上也没有发生。当然，在人类的男性身上也没有发生。因此，糖精在美国曾一度被停止销售，而在那之后又恢复销售了。

危言耸听的健康资讯

仿佛有这么一种倾向，在医学保健类资讯中，越是危言耸听的信息越容易被杂志等媒体接受。特别是一旦加上"是否对健康有害"等唤起人们注意的标签，那编辑们更是会想方设法将其公之于众。所以，一些未经证实的信息很容易与公众见面。

目前，阿斯巴甜、三氯蔗糖等人工甜味剂是设有每日摄取安全上限的。这是依据美国FDA和欧洲EMA等政府机构所公布的数据而制定的。如果按该数据来核算的话，每天喝

15～25罐含上述人工甜味剂的罐装饮料都是在安全范围之内的[39]。

我想，通常情况下没有人会一天喝掉15罐罐装果汁吧。因此人工甜味剂是安全的食品这种说法应该是没有问题的。

人工甜味剂与癌症

如此看来，担心摄取人工甜味剂会引发癌症，基本上是多余的。迄今为止没有一篇论文可以证明人工甜味剂与人类罹患癌症之间的因果关系。

但是，虽然尚处于观察研究阶段，有不只一项研究的数据显示，大量饮用含有人工甜味剂的人群似乎更容易患上一些疾病。但仔细研读其内容可以发现，这些被观察对象几乎都属于肥胖人群，他们在接受治疗的过程中摄入了人工甜味剂，但他们所患的疾病集中在大肠癌和肾病上，我认为与其说是人工甜味剂的影响，不如说是肥胖本身所导致的疾病。他们的患病与人工甜味剂之间的因果关系并没有得到证实。本就患有肥胖病的人使用了有疗效的物质后健康状况恶化了，看起来比没用那些物质的人还要差，于是就将健康恶化的原因怪罪到该物质上，这简直是因果关系倒置。

哈佛大学曾经搞过一项属于"健康专业追踪研究"的观察研究，专门研究癌症之一的恶性淋巴瘤与人工甜味剂阿斯巴甜之间的相关性[40]。该研究结果显示，当阿斯巴甜的摄取量从正常的1倍的量往上再增加1倍时，恶性淋巴肿瘤的发病率会上升1.3倍。

砂糖更危险

　　如果按同样的方法分析一下砂糖的话，就会发现砂糖的摄入量每增加1倍，恶性淋巴瘤的发生率会增加1.7倍。这个研究结果可以证明，单从恶性淋巴瘤来说，人工甜味剂比砂糖更加安全。消费者通常也是使用人工甜味剂代替砂糖的，因此可以认为，增加砂糖使用量所导致的发病率提高了1.7倍，而通过使用人工甜味剂可将其控制在1.3倍的范围内。

　　还有一项以女性为对象的"护士健康研究"活动就完全看不到人工甜味剂与恶性淋巴瘤之间的相关性[41]。在使用大鼠进行的研究中，也只出现了患上癌症的雄性大鼠。也许不论是人类还是老鼠，雄性天生就比较容易患癌症吧。

请放心使用人工甜味剂

　　糖类的摄入量与罹患癌症具有相关性，这一点已经被研究所证实了。如果要刻意根据那些研究结果挑剔出人工甜味剂的诸多风险，那么这个世界上就没有什么能放心食用的东西了。

　　很多研究表明，随着糖类摄取量的增多，肥胖或糖尿病的发病率就会上升[42, 43]。而肥胖和糖尿病都与癌症息息相关。所以糖类摄取量多的人，当然患癌症的比例就会高。另外，肥胖人群更容易患糖尿病和癌症也是理所当然的事，这些高危人群如果换为食用人工甜味剂的话，就有可能降低患癌症的概率。

即便有了这些研究成果，仍有人信守天然的才是最好的，宁愿选择砂糖也不愿选择人工甜味剂，这样做未免太不明智了。

为什么人工甜味剂容易让人闹肚子？

虽说还远远达不到危险的程度，但大量食用含有人工甜味剂的食品后，确实有些人会发生闹肚子的现象。人工甜味剂的特征之一就是不容易被人体消化吸收。因此，它一旦进入人体的消化道中，大便的渗透压就会增高，就会吸进来水分，于是大便就变得很通畅了。

通畅程度加重的话，就会引起腹泻。即使摄入量低于前述的上限值，也有人会出现腹泻。有人在食用了诸如赤藻糖醇（erythritol）之类的并未被设定上限的甜味剂后会出现腹泻现象。这的确是人工甜味剂的特征之一，大家食用时需多加留意。

人工甜味剂的味道

目前市面上含有人工甜味剂的甜品越来越多，这都是众多有实力的甜点师们努力开发的结果。在实施Low-Carbo的日子里，一旦想吃甜的，就可以选择这类低糖类甜品。但我与一些正在开发新产品的甜点师聊天时，经常听到他们抱怨说人工甜味剂往往有一些独特的味道，为此他们付出了很多辛苦来与之对抗。确实如他们所言，人工甜味剂很多都具有独特的风味，这对于已经习惯了砂糖味道的消费者来说是会不习惯、有违和感的。

目前所开发的人工甜味剂有很多种类，如果您对某种甜味感觉不习惯，那么您可以尝试换换其他自己能接受、喜欢的口味。即使是砂糖，其实也是有很多品种的，味道也不尽相同，听说专业的甜点师手里通常会备有十几种，他们会根据不同的用途灵活变换。对于甜味剂，道理也是一样的。

即便如此，如果您还是觉得人工甜味剂不适合自己口味的话，我还有一种甜味剂想推荐给您，它叫做 "乐甘健"。这是用一种叫做罗汉果的植物果实提取出来的，完全取自于天然食材，而且糖类是零，热量也是零，因此引起了很多人的关注和喜爱。您可以考虑用它来取代砂糖。

第 6 章
围绕着 Low-Carbo 的各种疑问

第 1 部分　围绕着 Low-Carbo 的各种疑问

Q1：Low-Carbo与樱沢如一的长寿法可以兼顾吗？

A：樱沢如一长寿法的效果尚存疑问，恐怕不能与 Low-Carbo兼顾。

樱沢如一的长寿法主要提倡吃玄米和菜食，不得不说这种饮食法从Low-Carbo的角度来看，是否真的对健康有益尚存疑问。

首先，对于樱沢如一的长寿法，尚无能够从医学科学角度去验证其效果的学术论文面世。如果某人原本糖类的摄入量惊人，之后采用了玄米蔬菜为主的饮食法，可能会因为摄入的糖类下降而产生一定的效果，可原本吃肉、吃鱼并不会对身体造成什么损害，特意去限制这些食物的摄入，我不知道意义何在。

樱沢如一长寿法倡导应该多吃的食品，比如豆类、薯类等，糖类含量都比较高，从Low-Carbo的观点来说，我认为是不应该过多摄入的。

Q2：运动障碍症候群可以通过Low-Carbo得以改善吗？

A：是的，Low-Carbo对于运动障碍症候群的改善非常有效。

日本即将直面成为超高龄社会的问题，老年人应尽量减缓肌肉和骨骼的衰减速度。骨外科学会曾经对老年人长鸣警钟，告诫老年人要对运动障碍症候群予以十分必要的注意。国际上把肌肉的衰减称为肌肉减少症，把包括认知能力下降在内的症状叫做脆弱症。这些概念，在不远的将来都会成为国际性课题。那么，如何去应对认知能力下降呢？控制餐后高血糖尤为重要，而为了维持肌肉和骨骼的健康，人体需要积极地摄入蛋白质。

蛋白质是由氨基酸构成的，人体结构中的氨基酸成分当然与其他哺乳动物最为近似，而鱼与大豆的成分却与人类的氨基酸相去甚远。人体所需的氨基酸还是从结构最为相似的动物肉中最容易获得。假如说为了获得1份量的氨基酸，那么吃1份量的肉就可以了；如果想通过鱼肉来获得1份量的氨基酸，就必须通过摄入更多份量的鱼才可以；如果想通过大豆获得1份量的氨基酸，因为大豆的结构与人的氨基酸差异更大，就只能靠吃更多量的大豆才能达到。

所以，如果想获得肌肉和骨骼的原材料氨基酸，那么吃肉是效率最高的。从这个意义上说，年龄大的人更应该好好吃肉。

在吃肉的时候，如果总想着限制热量饮食法，肯定会认为肥肉对人不好，往往只吃一些鸡胸肉。但从Low-Carbo的角度来考虑，这么做是完全没有必要的。当然，我并不是说吃鸡胸肉不好，如果你想吃鸡胸肉的时候，尽管吃好了；但如果你此时想吃牛排，那么你就尽情地享用牛排吧；你在吃羊排的时候，也没必要特意把那些肥肉去掉，只要放心地享受美味的羊排就可以了。

Q3：您建议孩子也最好采用Low-Carbo吗？

A：孩子不需要Low-Carbo，但也有一部分糖类是连孩子也需要提防的。

我在本节想表述的，与其说是限糖，不如说是一些儿童营养方面的知识。有些事情希望家长们一定要多加留意。

我在第5章里曾经说过，糖类里面有一种叫做果葡糖浆，这种甜味剂被大量应用于各种被称为运动饮料的果汁中。如果孩子大量饮用这些果汁的话，就非常容易变胖，会增加患小儿糖尿病的风险。我们来看一下近期孩子们的体格调查结果就会发现，与过去相比，现在的孩子患糖尿病的比例变得更高了。 而且胖孩子特别胖，瘦孩子特别瘦，无论哪一种都很成问题。

很多刚十几岁的孩子就开始过度重视美容，做一些不该做的减肥，造成体重超低；而另一方面，有些孩子却把含有果葡糖浆的运动饮料当零食，过量饮用，于是就变成了过度肥胖儿。

肥胖的孩子患小儿糖尿病的风险会增高。对于这些孩子，不论是限糖还是限制热量，都是应该考虑的，对他们要采取一些相应的措施。而如果您的孩子在标准体重范围内，那么十几岁的孩子是完全没有必要进行包括Low-Carbo在内的任何饮食限制的。

Q4：我听说运动员一般摄入的糖类比较多，我也是每天都锻炼身体，是不是最好不要Low-Carbo？

A：只要您不是专业运动员，还是实践一下Low-Carbo为好。

平时运动量很大的人，在运动中需要补充糖类来作为运动能量。 从古至今，一直有一种说法：保持住体内的肝糖原，提升糖原负荷，是可以提高运动成绩的。于是，为了提升糖原负荷，有些人就大量地摄入糖类，然后再利用身体中的胰岛素，将这些糖转移到运动中的肌肉中去。

可惜很多时候，这些糖并不能被转移到肌肉中，反而造成了餐后血糖的显著上升，这样的运动员不在少数。特别是那些非专业、只是群众长跑水平的人群更容易出现类似的问题。

如果您是一名非专业运动选手，就不用太去在意糖原负荷，还是采用限糖饮食法比较好。即使您已经达到了专业运动员的水平，也很难判断上述做法是否真对提升运动成绩有所帮助。因为想证明这一点十分困难，试想一名始终想维持很高运动成绩的专业运动员，是很难同意来参加我们的无差别对照实验的。

专业运动员能够取得比较好的比赛成绩，最主要的因素，除了营养以外，还在于练习和自身素质等很多方面。我们很难去证明某一次取胜的人，是因为营养的摄取方式正确导致的。实际上，在专业选手里面，有的人主张要注重糖原负荷，也有的人主张应该去很好地利用脂肪[44]。

在当今的运动员中，利用糖原负荷已经不是主流做法，现在比较流行的是在正式比赛之前减少练习，尽量把身体调整到不使用肝糖原的状态。

这种潮流叫做"低肝糖训练，高比赛能力"[45]。主张在训练期间，尽量控制糖类的摄入，而在比赛期间再摄入糖类，这种方法非常引人注目。由于平时限糖，所以提高了燃烧脂肪的肌肉的功能，在比赛中可以更加高效地使用自己的脂肪组织。再加上在比赛期间摄入了高糖食品，这样也可以利用身体中的糖来提高耐受力，从而赢得比赛。

Q5：在学习和工作中大量用脑的时候，是不是应该多摄入一些糖类？

A: 这样想的人似乎很多，实际上完全没有必要。

对限糖抱怀疑态度的人经常会提到：大脑需要葡萄糖，所以在学习和工作中大量用脑的人，怎能不摄入大量的糖呢？还是多吃一些甜食比较好。如果持续采用Low-Carbo饮食法，恐怕大脑功能会下降吧？我经常受到这样的质疑。

但这种想法纯属无稽之谈。假如人类用脑时消耗了葡萄糖，就会造成低血糖，那人类恐怕不会活到现在，早在几百万年前的那些饥饿时代就灭绝了。

在人体中，有很多体系向大脑输送葡萄糖，虽说使血糖下降的激素只有胰岛素一种，但使血糖上升的，或者维持血糖水平的激素有四五种，所以即使不吃甜的，也绝对不会对大脑产生任何影响。

即使不从嘴里摄取糖类，人体中的肝脏也是可以合成葡萄糖的，此时所需的是叫做甘油的脂肪、某种氨基酸、蛋白质的一部分、乳酸等糖类以外的物质。此时肝脏所造出来的糖，每天大概有150克，而大脑和红细胞一天所使用的约为130～150克 [46]。所以人类是没有必要非从食物中摄入葡萄糖的，肝脏自身所合成的葡萄糖就已经提供了必要的量。就算万一大脑陷入了葡萄糖不足的境地，在这种非常时刻，还会产生酮体这种救急物质。

所谓只要不从嘴摄入葡萄糖，大脑就不工作了，纯属是谎言，或者可以说是迷信、无知。那些考生的妈妈们认为大脑需要糖，会在孩子准备考试时，给孩子做饭团和甜食吃，这种表现爱的方式很好，只是由此可能会让考生犯困。

Q6：为了美，我想减肥。在减肥方面是不是限制热量比Low-Carbo更有效呢？我觉得热量摄入过多到底还是不好吧。

A：从长远的目光来看，Low-Carbo更能维持美好的体型。

只要不是病态的肥胖，单纯为了美而进行减肥的人是绝对不应该限制热量的。

一旦减少热量的摄取，人体为了保持一定的状态，就会把体内的热量消耗量自行降低，此时人体是会从热量消费最大的肌肉开始消耗，而一旦不能坚持限制热量饮食法，又开始放开吃以后，人体所摄入的热量一下子增多，人体的脂肪就会增加，其结果是肌肉量下降而脂肪量增加，这就是为什么限制热量饮食法很容易造成反弹的原因。

如果为了美，想变苗条的话，我建议还是先采用Low-Carbo饮食法，降低内脏器官的脂肪。至于摄入的热量和脂肪量如何控制，只要能在饱腹中枢控制的范围内进食的话，几乎所有人都不会有什么问题。

虽然Low-Carbo饮食法不主张限制卡路里，但也并不意味着可以无限大的摄入卡路里。大多数人从小都被灌输过限制卡路里的观点，多多少少都持有这一观念，所以无论如何也不可能摄入过多的卡路里吧，此事毋庸赘言。只要你还能受到饱腹中枢的控制，就不用再去特别在意限制卡路里了。

Q7：在开始Low-Carbo后，我想了解自己的餐前血糖和餐后血糖，如何测量呢？

A：建议配备个人自用的血糖仪。

前面说过，日本人或东亚人身体分泌胰岛素的能力比较差，所以即使是健康人群，经常注意自己的血糖值，并每天进行测量，也是非常必要的。

为了对自己的血糖状况做出客观的判断，拥有一个血糖仪自己来进行测量，是一个很好的办法。每一个人都应该养成在餐前和餐后使用市场上销售的血糖仪测量自己血糖的习惯。

有了血糖仪，只用一滴血，仅仅10秒钟，就可以知道自己的血糖值。现在市面上销售的血糖仪，大约有10个厂家的产品，无论哪一个都很好用，请大家到市场上看一看，选择自己喜欢的产品吧。

在自行测量血糖时，我们需要准备三样东西：血糖测定仪，测量试纸，还有为了取出血液的穿刺工具。您一旦拿到这些东西后，会发现它们使用起来非常方便。根据日本的现行制度，只有拥有 "高度管理医疗器械等的销售资质" 的药店才可以销售，而且不允许做任何宣传，所以很多人根本不知道这些仪器的存在。

我工作的北里研究所医院的前身是北里柴三郎先生于1893年创立的土笔港养生园。当时，他曾经进行了各种宣传活动，向人们普及体温计的使用；对自己的血压比较在意的家庭，一般都会配备血压计吧。身边配备些简易的医疗设备，可以随时把握自己的身体健康状况。

　　同样，今后血糖测定仪也一定会得到普及。我们的美食·享乐·健康协会在推广普及Low-Carbo饮食法的同时，也在努力开展各种活动，争取将血糖测定仪普及到每个家庭中去。

第 2 部分　Low-Carbo 社会的扩展

我的Low-Carbo体验

　　讲一点我自己的故事。学生时代，我打冰球，每周都会有五次充分锻炼的机会，我的体重一直保持在63公斤上下。可当我成为医生且结婚后，一不留神，我的体重已经增加到72公斤了。

　　为了减掉一些体重，我开始尝试按照当时我对糖尿病患者进行指导的饮食方法来进餐，于是我开始对每一餐的热量都进行控制，而且每周还会到健身房进行两次有氧运动。

　　不久，我的体重就成功降到了68公斤。可再往下，不管我怎么努力，也减不下去了。后来，因为实在无法忍受饿肚子所带来的痛苦，我开始放弃限制热量饮食法，于是我的体重又反弹到了72公斤。

　　其后，我看到了限糖饮食的概念，从此我自己开始尝试

Low-Carbo饮食法。令我惊讶的是，我的体重直线下落，竟然回到了学生时代的63公斤，而且停在那里不动了。

原本我有些高血压，但自从开始Low-Carbo饮食法之后，我的血压也下降了。Low-Carbo饮食法与限制卡路里饮食法不同，可以充分的摄入脂肪，而降低盐分的摄取量，我觉得可能主要是这个原因导致的。

从那时起，已经过去6年了。坦率的讲，我自己的限糖做的并不很到位，有时也会放松自己。但我的体重真的没有变化。我想这大概是由于我平时大部分时候还是有意识地在实施Low-Carbo饮食法，平时给胰脏造成的负担比较轻，那么在我偶尔大量摄入糖类时，胰岛素可以很快地分泌出来，帮助我处理这些糖的缘故吧。

⟩ Low-Carbo饮食法会让身体如此改变

实施Low-Carbo饮食法后，我感到肌肉量并没有减少，之所以体重能下降，减少的只是体内的脂肪。如果用我自身的数字来举例说明的话，我在实施限制热量饮食法之前的体重，比现在要重10公斤左右，当时的体脂率大约为25%。而实施了Low-Carbo之后的现在，我的体脂率是在14%左右。虽然还没有达到大运动量的学生时代的10%的水平，但却一直保持在14%左右的一种平衡状态。

再强调一次，在实施Low-Carbo饮食法时，读者朋友们一定要记住，每一餐的总糖量要控制在40克以下，如果肚子饿了，可以吃一点肉，另外吃到有饱腹感为止也无需特别的担心。

Low—Carbo饮食法并不限制蛋白质的摄入量，所以人体的肌肉量并不会减少；而通过限制热量饮食法变瘦的人，大多看起来瘦弱乏力，Low-Carbo饮食法使人既保住了肌肉量，身体又能有效的收紧，创造出良好的体型，所以并不会给人瘦弱的感觉。

最为关键的是，它可以改善血糖、改善血脂、改善血压，从而从根本上杜绝代谢综合征的发生。

Low-Carbo美食节

2015年7月17—18日，在众多企业和多位著名甜点师的大力协助下，我们在位于东京丸之内的丸大厦里举办了规模盛大的Low-Carbo美食节活动。我们不仅邀请了知名甜品店Mout St. Clair的辻口博启主厨、FARO资生堂的中尾崇宏主厨、Toshi Yoroizuka的铠塚俊彦主厨莅临现场，还对食品及设备厂家所开发的Low-Carbo食品进行了宣传活动。

传统意义上的低糖食品一般不会包括主食和甜品等，但在Low-Carbo的概念已经定型的今天，情况却发生了变化。为了让大家有更加切实的体验，几位大厨施展厨艺，分别制作了一些精美的Low-Carbo主食和甜品。比如，中尾主厨制作了低糖的意大利宽面，WAKIYA一笑美茶楼的胁屋友词主厨展示了低糖担担面，OGINO餐厅的荻野伸也主厨和大阪新大谷饭店的太田高广主厨联袂制作了低糖三明治，而铠塚主厨则做了低糖蛋糕。

会场内设置了专供大家品尝Low-Carbo食品的咖啡厅。在举办展览的两天时间里，咖啡厅客人排队等候的盛况从未间断过。我觉得凡是来到展会的人都能深刻的体会到，美味的Low-Carbo食品就在我们的身边。

在短短两天的时间里，共计有1万3560名观众前来参观，据说是丸大厦开业十年来继冰雪奇缘活动外所创造的最高客流量。这让我也深刻感受到世界上有那么多人都想寻求美食与健康的共存。

❯ Low-Carbo的推广

2012年，我出版了《奇迹的美食餐厅》一书，旨在向世人传播即便是高高兴兴地享受美食，身体也照样可以保持健康状态的Low-Carbo理念。该书在米其林星级餐厅及日本西点协会联合会的大力协助下，登载了一系列一流主厨或西点师所制作的Low-Carbo料理。可惜，很少有人会经常光顾米其林星级餐厅，如果一年仅是一两次，在某个特殊纪念日的时候才尝试一次Low-Carbo食品对健康是没有任何意义的。

由于想到这一层面的问题，我于2015年7月又推出了一本叫做《Low-Carbo圣经》的书，书中主要围绕"美食·享乐·健康协会"的赞助企业所开发的低糖食品进行了介绍。

目前世界上的健康观念已经转变。过去是"想健康就控油吧", 现在的时代是"想健康就吃油吧"。从饮食的角度讲, 陈旧的老观念是"控制一下自己的欲望, 少吃一点吧", 现在则是"以健康的方式尽情享受美食吧"。只要你走进罗森便利店, 从主食面包到点心类面包, 都可以买到低糖的商品。另外, 在日式米饼协会的大力协助下, 连米饼这样的食物也创造出了低糖产品。在《Low-Carbo圣经》一书中, 我向广大读者朋友介绍了上述这样的Low-Carbo美食。

既能高高兴兴地享受美食, 还能保持身体的健康, 这种想法在几年前简直还像做梦一样, 现在却已经呈现在我们面前成为现实了。世界上很多人原本认为这是根本不可能实现的。

"美食·享乐·健康协会"的宗旨就是要把这种概念不断的向各个食品相关企业去介绍和推广, 并拜托他们开发出相关产品, 让世人受益, 借此构筑起一个美好和谐的社会。

❯ 世界因Low-Carbo而改变

在这里, 我还想让读者朋友们了解一件事, 如果Low-Carbo理念能够在世间推广普及的话, 对整个社会的变革会产生更加积极的作用。

一直以来, 全世界的糖尿病患者数持续在增加, 可是近年来, 在美国, 糖尿病患者数的增加率终于趋于平缓[47]。自2008年美国认可将限糖饮食法用于治疗肥胖时起, 糖尿病患者的增加率就开始有了一些变化。我相信, 随着Low-Carbo饮食法的推广和普及，糖尿病人的增加率一定会趋于平缓，而不久后就会转为减少。

　　如果一旦出现了糖尿病患者减少的情况，那么糖尿病病情恶化后的人工透析患者也会随之减少。这样一来，我们简单测算了一下，每年应该可以为国家节约1500亿日元（约100亿人民币）的医疗费用。

　　大家都知道，透析患者需要每周3次跑到医院去做透析治疗，所以在工作上会受到很大的影响。如果全社会都推广Low-Carbo生活方式，这些人是可以得到拯救的。如果需要社会救济的人数能够下降，那么社会保障费也会随之下降，节约出来的资金至少会有几千亿日元的规模吧。

　　而对于食品厂家和餐厅这些卖方来讲，迄今为止，对美食断了念头的潜在消费人群，又重新变成了庞大的新市场；对于买方的消费者来讲，吃了这些Low-Carbo食品，既享受到了美食，还得到了健康；同时全社会又节约了医疗费和社会保障费。换句话说，Low-Carbo可以实现"卖方受益，买方受益，社会受益"的三赢局面。

❯ 快乐享美食，限糖保健康

　　在当今世界，患糖尿病和内脏脂肪症候群的人越来越多，在阅读本书的读者当中，估计三个人中就有一个人可能是血糖异常者，这也是一个世界性难题。

　　我向大家强烈建议，如果你正为每餐都要计算卡路里的限制热量饮食法而烦恼的话，就请放弃吧！请一定尝试一下能够开心的一直吃到饱的Low-Carbo饮食法。

　　还有那些为了变得苗条，强迫自己限制每餐的热量，终于耐受不住，又反弹了的女士们，下次减肥时，请您一定选择Low-Carbo饮食法。

　　每一餐的总糖量请控制在20～40克以下。

　　Low-Carbo的规矩就只有这些。

　　我希望，首先从阅读本书的读者开始变得健康，然后能影响到您的家人、公司的同事、您的朋友。衷心期望这种方法能得以推广，能拯救日本、东亚和全世界更多的人。低糖饮食，Low-Carbo饮食，对所有的日本人，甚至对全世界的人都是具有重大价值的，我希望更多的人能够理解到这一点。

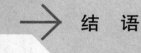

结　语

　　我在2012年出版了《限糖饮食推荐》（东洋经济新报社）这本书。在书中，我围绕为了增进健康该如何实施限糖饮食这个话题进行了学术性论述。在同一年，我又推出了一本叫做《奇迹的美食餐厅》（幻冬舍）的书，书中介绍了能够提供和缓限糖饮食的餐厅、厨师，旨在向世人普及一个既能开心享受美食，又能保持健康的Low-Carbo饮食概念。

　　令人欣慰的是，近年来这一概念逐渐被接受。2015年7月，在丸之内的丸大厦举办的Low-Carbo美食节中，我举办了Low-Carbo启蒙教育的活动。仅仅两天的时间内，就有1万3560名听众到场。这种受欢迎的程度，在丸大厦迄今为止举办的各种活动中，已经排到前一两位了，大厦的负责人特意为此向我赠送了鲜花。为了进一步向世人推广限糖饮食Low-Carbo的生活方式，也是在2015年7月，我又出版了一本叫做《Low-Carbo圣经》（幻冬舍）的书，该书对在《奇迹的美食餐厅》里没来得及介绍给读者的新出现的健康餐厅及厨师做了介绍，另外还介绍了如何通过便利店、超市来实现Low-Carbo生活方式，从这样的角度介绍了各种各样的食品和企业。

这些年来，营养学界发生了巨大的变化。本书对此作了详细的阐述。

我觉得有以下几个要点：

1.之前通过老鼠、猴子实验所证明的限制热量饮食法的有效性，在人类身上并没有得到证明；而在老鼠、猴子实验中未被证明的限制卡路里饮食法的危害性，在人类身上却得到了证明。

2.在日本人中所做的无差别比较实验，证明了限糖饮食法的有效性。

3.在日本人中所做的观察研究证明，摄入糖类少的人群死亡率低。

在2012年，限糖饮食法还仅仅处于"不能坚持限制卡路里饮食法人士的一个选项"的地位，但是现在，它已经被作为治疗糖尿病的首选饮食法了。而限制卡路里饮食法却陷入了不得不重新定义其"适应性"和"卡路里设定方式"的境地中。

另外，在2012年的时候，我还存有另外一种担心。就是说，一旦只限制糖类的摄入，那么人们会不会过度地摄入脂肪和蛋白质呢？现在，这种担心已经烟消云散了。比如，美国2015年发布的饮食摄入标准中，否定了迄今为止在全世界流传50年的通过限制脂肪的摄入可以预防动脉硬化和肥胖的常识性说法，不再推荐限制脂肪饮食法。

　　令人遗憾的是，对于发生了如此巨大变化的营养学领域的最新动态，我们的很多医师和从事营养管理的医疗专业人员却并没有及时知晓。这一两年来，我几乎每周都受邀到各地的医师会和营养师会去做演讲，努力宣传这一理念，但即使这样，这个概念还是没有得到彻底的普及。

　　所以，我开始向各个企业宣传相关知识，让企业了解后，再通过商品去向全社会普及。为了实现这一目的，我还设立了一般社团法人"美食享乐健康协会"。

　　为了让全社会的人士能普遍了解营养学常识的这一改变，我执笔写了《限糖的真谛》。这是本书的目的所在。

　　对于重要的参考文献，我都标注了出处。本书不仅供一般读者阅读，同时也希望医疗从业者能够阅读。他们每天都会接触到患者，会对患者进行饮食疗法方面的指导，相信他们对此也是付出了巨大的心血，所以我希望本书能够把最新的信息传递给他们。

　　希望本书能够让更多的人了解到正确的营养知识，也衷心期望本书能帮助大家尽量减少饮食疗法方面的一些痛苦和不便。为了实现这一目的，今后我会一如既往地继续开展"美食·享乐·健康协会"的活动。感谢您阅读本书！最后，我要感谢为策划、出版本书而做出了大量工作的幻冬舍的石原正康先生、木原泉先生，谢谢大家！

山田悟

2015年11月

附 录
含糖少和含糖多的食品

	含糖量少的食品	含糖量大，使用时需注意的食品
1. 谷类		大米（米饭、粥、米饼），小麦（面包类、面条类、小麦粉、饺子皮、披萨的饼底等），荞麦面，乌冬面，玉米薄片，米粉
2. 薯类	魔芋	红薯、土豆、山药、葛根、粉条、粉丝
3. 甜味剂	赤藻糖醇（商品名为 Pal Sweet、Lakanto-S、Sugar Cut Zero）的人工甜味剂	砂糖、黑砂糖、红糖、绵白糖、蜂蜜、枫糖浆
4. 豆类	大豆、大豆制品（豆腐、腐竹等）、毛豆	红豆、四季豆、豌豆、蚕豆、鹰嘴豆、扁豆
5. 种子类	大杏仁、杏仁、腰果、核桃、芥子、芝麻、开心果、花生、夏威夷果	银杏果、板栗

续表

	含糖量少的食品	含糖量大，使用时需注意的食品
6.蔬菜类（*该蔬菜大量食用时需要计算含糖量，食用100克以下时不需要计算含糖量）	洋蓟、香葱、秋葵、大头菜、菜花、卷心菜（*）、黄瓜、小松菜、牛蒡（*）、紫苏、芋头茎、薇菜、白萝卜、竹笋、洋葱（*）、菊苣、油菜、笔头菜、辣椒、番茄（*）、茄子、苦瓜、韭菜、胡萝卜（*）、大蒜、大葱、白菜（*）、甜椒（*）、九层塔、甜菜（*）、青椒、蜂斗叶、西兰花、菠菜、豆芽、生菜、冬葱	慈菇、南瓜、玉米、莲藕、百合
7.水果类	牛油果、橄榄、椰子	除左边之外的（草莓、柑橘、苹果等）、果干
8.菌类	全部OK	
9.藻类	全部OK	
10.海鲜类	全部OK	
11.肉类	全部OK	
12.蛋类	全部OK	
13.乳制品	除右边以外全部OK	炼乳
14.油脂类	全部OK	
15.酒类、软饮（*特别要留意甜葡萄酒）	威士忌、伏特加、日本烧酒、金酒、朗姆酒、葡萄酒（*）	绍兴酒、日本清酒、啤酒、桃红葡萄酒、香槟（超干型不必担心）
16.嗜好类饮料	咖啡、红茶、日本茶、乌龙茶、普洱茶、茉莉花茶、零度可乐	含糖咖啡、含糖红茶、放糖浆的冰咖啡、果汁、可乐
17.调味料、香辛料	胡椒、盐、酱油、醋、白大酱之外的大酱	番茄沙司、砂糖、市贩酱汁、白大酱、甜料酒

参考文献

第 1 章

[1] Lancet 2014,383,1999–2007

[2] Disbetes Care 2013,36,3821–3842

[3] JAMA 2015,313,2421–2422

[4] J Clin Endocrinol Metab 2013,98,4227–4249

第 2 章

[5] Cell 2014,156,84–96

[6] Nat Commun 2013,4,1829

[7] J Mt Sinai Hosp NY 1953,20,118–139

[8] JAMA 2015,313,2421–2422

[9] Diabetes Care 2008,31,S61–S78

[10] Diabetes Care 2013,36,3821–3842

[11] Brain Res 2007,1132,193–202

[12] Lancet 2009,374,1805–1806

[13] Diabetes Care 1999,22,920–924

[14] Lancet 1999,354,617–621

[15] J Clin Endocrinol Metab 2015,100,636–643

[16] J Neurochem 2007,101,1316–1326

[17] Br J Nutr 2013,110,969–970

第 3 章

[18] Science 2009,325,201-204

[19] Nature 2012,489,318-321

[20] N Engl J Med,2013,369,145-154

[21] Cell Metab 2015,22,427-436

[22] Obes Rev 2012,13,1048-1066

[23] Obes Rev 2012,13,1048-1066

[24] Diabetes Care 2013,36,3821-3842

第 4 章

[25] Intern Med 2014,53,13,19

[26] Nutr Metab(Lond) 2008,5,9

[27] JAMA 2007,297,969-977

[28] N Engl J Med,2008,359,229-241

[29] Diabetes Care 2006,29,2140-2157

[30] Diabetes Care 2008,31,S61-S78

[31] Diabetes Care 2013,26,3821-3842

[32] Intern Med 2014,53,13-19

[33] PLoS One 2015,10,e0118377

[34] Br J Nutr 2014,112,916-924

第 5 章

[35] J Clin Invest 2009,119,1322-1334

[36] JAMA 2013,309,63-70

[37] Obesity 2014,22,1415-1421

[38] Nature 2014,514,181-186

[39] Diabetes Care 2002,25,148-198

[40] Am J Clin Nutr 2012,96,1419-1428

[41] Am J Clin Nutr 20112,96,1419-1428

[42] J Am Coll Nutr 2014,33,347-351

〔43〕 BMJ 2012,344,e1454

第6章

〔44〕 Scand J Med Sci sports 2010,20(sup2),48-58

〔45〕 Curr Sports med rep 2007,6,137-138

〔46〕 Eur J Clin Nutr 1999,53,S177-S178

〔47〕 JAMA 2014,312,1218-1226